Kohlhammer

Der Autor

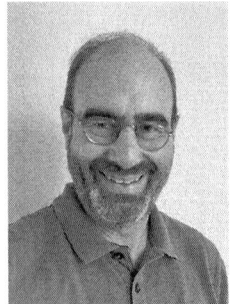

Privatdozent Dr. med. Peter Matthias Wehmeier ist Facharzt für Psychiatrie und Psychotherapie in einer nervenärztlichen Praxis in Frankfurt am Main und war jahrelang stellvertretender Direktor einer Klinik für Psychiatrie und Psychotherapie im Taunus. Er lehrt an der Medizinischen Fakultät Mannheim der Universität Heidelberg.

Peter Matthias Wehmeier

Globale Psychose

Wie es uns gelingt, in einer verrückten Welt für uns und andere zu sorgen

Verlag W. Kohlhammer

Dieses Werk einschließlich aller seiner Teile ist urheberrechtlich geschützt. Jede Verwendung außerhalb der engen Grenzen des Urheberrechts ist ohne Zustimmung des Verlags unzulässig und strafbar. Das gilt insbesondere für Vervielfältigungen, Übersetzungen und für die Einspeicherung und Verarbeitung in elektronischen Systemen.

Pharmakologische Daten verändern sich ständig. Verlag und Autoren tragen dafür Sorge, dass alle gemachten Angaben dem derzeitigen Wissensstand entsprechen. Eine Haftung hierfür kann jedoch nicht übernommen werden. Es empfiehlt sich, die Angaben anhand des Beipackzettels und der entsprechenden Fachinformationen zu überprüfen. Aufgrund der Auswahl häufig angewendeter Arzneimittel besteht kein Anspruch auf Vollständigkeit.

Die Wiedergabe von Warenbezeichnungen, Handelsnamen und sonstigen Kennzeichen berechtigt nicht zu der Annahme, dass diese frei benutzt werden dürfen. Vielmehr kann es sich auch dann um eingetragene Warenzeichen oder sonstige geschützte Kennzeichen handeln, wenn sie nicht eigens als solche gekennzeichnet sind.

Es konnten nicht alle Rechtsinhaber von Abbildungen ermittelt werden. Sollte dem Verlag gegenüber der Nachweis der Rechtsinhaberschaft geführt werden, wird das branchenübliche Honorar nachträglich gezahlt.

Dieses Werk enthält Hinweise/Links zu externen Websites Dritter, auf deren Inhalt der Verlag keinen Einfluss hat und die der Haftung der jeweiligen Seitenanbieter oder -betreiber unterliegen. Zum Zeitpunkt der Verlinkung wurden die externen Websites auf mögliche Rechtsverstöße überprüft und dabei keine Rechtsverletzung festgestellt. Ohne konkrete Hinweise auf eine solche Rechtsverletzung ist eine permanente inhaltliche Kontrolle der verlinkten Seiten nicht zumutbar. Sollten jedoch Rechtsverletzungen bekannt werden, werden die betroffenen externen Links soweit möglich unverzüglich entfernt.

1. Auflage 2024

Alle Rechte vorbehalten
© W. Kohlhammer GmbH, Stuttgart
Gesamtherstellung: W. Kohlhammer GmbH, Stuttgart

Print:
ISBN 978-3-17-043982-5

E-Book-Formate:
pdf: ISBN 978-3-17-043983-2
epub: ISBN 978-3-17-043984-9

Inhalt

Prolog		7
1	**Eine chaotische Welt**	**12**
1.1	Was ist eine Psychose?	16
1.1.1	Nostalghia	18
1.1.2	Denken und Empfinden in der Psychose	20
1.1.3	Die abweichende Mehrheit	22
1.2	Gesellschaft der Extreme	25
1.2.1	Europäische Zentralbank gegen Alte Seilerei	28
1.2.2	Alchemie der Worte	30
1.3	Gestörtes Denken und Empfinden	31
2	**Die Krise des Einzelnen**	**36**
2.1	Wie soll ich das alles aushalten?	42
2.2	Einen anderen Weg einschlagen	47
3	**Für sich sorgen**	**53**
3.1	Veränderung als Aufgabe	58
3.2	Zu sich selbst kommen	64
4	**Für andere sorgen**	**70**
4.1	Ich bin nicht allein auf der Welt	75
4.2	Offen für den anderen sein	79

Inhalt

| 5 | **Zu viele Möglichkeiten** | **85** |

5.1 Eine Vielfalt an Optionen 90
5.2 Welchen Weg soll ich gehen? 94
5.3 Sich für das Richtige entscheiden 98

| 6 | **Hier und heute handeln** | **103** |

6.1 Verantwortung für sich und andere übernehmen 107
6.2 Was treibt mich an? 112
6.3 Sich von Vergangenem verabschieden 118

6.3.1 Ein teures Bier 120

| 7 | **Zuversichtlich leben** | **123** |

7.1 Sein Leben führen 128
7.2 Entspannt und gelassen sein 133
7.3 Glück 138

Literatur **143**

Sachwortverzeichnis **151**

Anhang **159**

Selbstmanagement-Selbsttest (SMST) 159

Prolog

Es gibt kein vollkommenes Leben. Es gibt nur Fragmente. Wir kommen auf die Welt, um nichts zu besitzen, um alles durch unsere Hände rinnen zu sehen [...]
James Salter, Lichtjahre, S. 46

Faust: Nun schaut der Geist nicht vorwärts, nicht zurück, die Gegenwart allein –
Helena: ist unser Glück.
Johann Wolfgang von Goethe, Faust, Zweiter Teil, Dritter Akt, S. 283

Wir sind aus der Zeit geflogen.
Wir halten einen Kurs, und wenn er wegfliegt, fliegen wir hinterher.
Wie geht das?
Wir haben tausend Einzelteile und ein lautes Lachen.
Wir sind da und möglich.
Heike Geißler, Die Woche, S. 307

Auf einer Bergwanderung in Griechenland erzählte mir ein befreundeter Psychiater und Psychoanalytiker von einem seiner Patienten, der an einer Psychose litt und zu der Zeit ein Buch des Philosophen Michel Foucault las. Dort sei der Patient auf einen Begriff gestoßen, der ihm dabei geholfen habe, sich psychisch zu stabilisieren: *epiméleia heautoû*, was auf Griechisch so viel wie »Selbstsorge« oder »Sorge um sich« oder »Kultur seiner selbst« bedeutet. Diese Haltung hat mich in der folgenden Zeit immer wieder beschäftigt und mich zum Nachdenken darüber angeregt, was »Selbstsorge« für unser Leben eigentlich heißt.

Der Begriff »Selbstsorge« ist bereits bei Platon in einem Dialog zwischen Sokrates und dem angehenden Lokalpolitiker Alkibiades überliefert. Die Philosophen Epikur, Epiktet, Seneca und Marc Aurel haben ihn aufgegriffen und – wie einen vielversprechenden Wein – zur Lebensmaxime ausgebaut. Die Philosophen Pierre Hadot und Michel Foucault haben den Begriff wiederbelebt und die Idee der

Selbstsorge auf die heutige Zeit bezogen (Hadot 2011a; Foucault 1989). Nichts anderes hat der Essayist Michel de Montaigne bewerkstelligt, indem er die Zeit auf seinem Landsitz bei Bordeaux lesend und schreibend verbracht hat, um uns völlig unverstellte Einblicke in sein Leben und Denken zu geben. Damit hat er uns auf eindrucksvolle Art und Weise ein Beispiel für gelungene Selbstsorge vor Augen geführt (Montaigne 1953).

Ein sehr viel aktiveres Vorgehen schlägt der Philosoph Peter Sloterdijk vor. Er nimmt den Dichter Rainer Maria Rilke beim Wort und macht sich den – von Rilke in einem Moment existenzieller Erschütterung tief empfundenen – Imperativ »Du mußt dein Leben ändern« zu eigen (Sloterdijk 2009). Sloterdijk betrachtet den Menschen als übendes Wesen, das sich verschiedener »Anthropotechniken« bedient, um sich in Form zu bringen und sich auf den langen und oft entbehrungsreichen Weg nach oben zu begeben. Ein ähnlicher Imperativ scheint dem unverhohlen pädagogisch geprägten Motto meiner britischen Schule zugrunde zu liegen: »*Strive For The Heights!*« Insofern kann man auch in Bezug auf die Selbstsorge von einer »Anthropotechnik« sprechen, die über beträchtliche Zeiträume hinweg ihre Wirkung entfaltet und dem Menschen seine atemberaubende Entwicklung in eine vertikale Richtung ermöglicht hat.

Mit diesem Essay zur Selbstsorge in einer verrückten Welt möchte ich keine weitere Analyse zum Zustand dieser Welt vorlegen – davon gibt es genug. Auch möchte ich keinen Beitrag zu irgendeiner Lebensphilosophie leisten, denn ich bin kein Philosoph. Meine Absicht ist es vielmehr, einen Anstoß zu größerer Selbstsorge zu geben und zum Nachdenken darüber anzuregen, wie mehr Gelassenheit im eigenen Leben zum Tragen kommen kann. Dabei geht es mir um einen engen Realitätsbezug, die Reflexion zwischenmenschlicher Beziehungen, Zukunftsorientierung, individuelle Selbstbestimmung und Handlungsfähigkeit. Diese Themen sind unser täglich Brot als Psychiater und Psychotherapeuten. Nicht die Dichter haben wir beerbt, aber die Priester und die Philosophen, zumindest was die Vermittlung der praktischen Selbstsorge und damit der Arbeit an sich selbst anbelangt (Schmid 1991; Sloterdijk 2009). Daher möchte ich eine psychiatrisch-psychotherapeutische Position beziehen und mögliche Wege zu größerer Selbstverantwortung und Selbstsorge aufzeigen, um Menschen bei der Heranbildung oder Formung und Transformation ihrer selbst zu begleiten.

Viele Menschen teilen die Sichtweise, dass unsere heutige Welt eine Welt ist, die krank ist und krank macht (Bauer 2013, Bender et al. 2021). Totalitäre Ideologien machen sich (erneut) breit und führen immer wieder zu bedenklichen Realitätsverlusten (Arendt 2023, S. 1008). Ein 86 Jahre alter Herr aus der ostfriesischen Provinz saß mir neulich gegenüber und sagte angesichts der aktuellen Ereignisse: »Die ganze Welt ist total durcheinander!« In der Tat scheint die globalisierte Welt verrücktzuspielen und die Menschen verrückt zu machen. So spiegelt sich das Kleine im Großen und das Große im Kleinen (Ciompi 2005, S. 166). Wenn aber Lösungen im Großen auf sich warten lassen, müssen wir Lösungen im Kleinen suchen. Dabei tut jeder gut daran, bei sich selbst anzufangen. Diesen Anfang vom Ende her zu denken ist Sinn und Zweck meiner Ausführungen.

Unsere Zeit ist begrenzt und so ermutigt uns der Dichter Horaz mit seiner Aufforderung »*carpe diem*« eindringlich, den Tag zu »pflücken« und damit die Gelegenheiten, die sich uns bieten, auch zu ergreifen (Horaz 1992, S. 28).

Im Laufe meiner Tätigkeit als Psychiater und Psychotherapeut hatte ich die Möglichkeit, Einblicke in das Seelenleben vieler Menschen zu bekommen, die sich in mehr oder weniger tiefen Krisen befanden und dabei waren, einen möglichst selbstbestimmten Weg aus der Krise zu suchen und auch zu finden. Manchmal kam ich mir wie ein Vergil vor, der mit Dante in die Hölle hinabsteigt, dort nicht von seiner Seite weicht und ihn schließlich wieder hinaufbegleitet. Doch dabei war ich nie der Hauptakteur, denn meine Möglichkeiten als Psychiater und Psychotherapeut sind sehr begrenzt. Daran erinnert mich immer wieder eine Postkarte, die ich 2007 auf der Jahrestagung der American Psychiatric Association (APA) in San Diego in einem Schaukasten gesehen habe. Auf der Karte ist zu lesen: »*I can't solve your problems but I can help you enjoy them*«. Man mag diese Aussage zynisch finden, aber ich denke, dass in ihr ein wahrer Kern steckt. Denn auf die wichtigsten Fragen meiner Patienten habe ich keine Antwort. Die Antworten, auf die es letztendlich ankommt, liegen in uns selbst. Diese Antworten zu finden und ans Licht zu fördern ist die gemeinsame Herausforderung. Ziel ist es dabei, wieder selbst zu denken und seine Urteilsfähigkeit zurückzugewinnen. Die therapeutische Aufgabe liegt darin, die Betroffenen auf dem Weg zu mehr Selbstsorge zu begleiten – sofern Begleitung überhaupt gewünscht wird. In diesem Fall wirken die Betroffenen auf sich ein, indem sie dem Therapeuten erlauben, auf sie einzuwirken (Sloterdijk 2009, S. 593). Dieser Vorgang lässt sich als »Teilhabe an Fremdkompetenz« beschreiben (Sloterdijk 2009, S. 594). Wenn schon fremd, dann hoffentlich kompetent!

Dieser Essay soll die Veränderung des Einzelnen in Richtung besserer Selbstsorge unterstützen. Veränderung bedeutet, kleine Schritte zu gehen, um individuelle Lösungen zu erreichen. Manchmal lässt sich Veränderung messen, auch wenn sich die Veränderung bloß in unserer subjektiven Wahrnehmung abspielt. Das betrifft auch die Fähigkeit zur Selbstsorge, die man nach neuerer Terminologie auch als Selbstmanagementkompetenz bezeichnen könnte. Als Selbsteinschätzungsskala stellt der Selbstmanagement-Selbsttest (SMST) ein Messinstrument dar, mit dem sich die Fähigkeit zur Selbstsorge erfassen lässt. Der SMST ist ein wissenschaftlich validierter Fragebogen, der Auskunft gibt über die eigene Selbstmanagementkompetenz (Wehmeier et al. 2020). Diese ist nichts anderes als die Fähigkeit, für sich und andere zu sorgen. Der SMST umfasst fünf Fragen, die sich auf jeweils einen Aspekt der Selbstsorge beziehen. Wie gut gelingt es mir, auf meine innere Befindlichkeit und die äußere Wirklichkeit zu achten? Wie gut komme ich mit meinen zwischenmenschlichen Beziehungen und sozialen Kontakten zurecht? Wie gut gelingt es mir, Prioritäten zu setzen und meine Zukunft zu planen? Wie gut gelingt es mir, zwischen mehreren Möglichkeiten zu wählen und Entscheidungen zu treffen? Wie gut gelingt es mir, das Machbare umzusetzen und effektiv zu handeln? Das sind die Aspekte, um die es bei der Selbstsorge geht. Der SMST kann uns dabei helfen, über diese Aspekte nachzudenken. Der Fragebogen findet sich im ▶ Anhang.

Prolog

Dieser Essay wäre ohne die Unterstützung, Hilfe und Ermutigung vieler Personen nicht in Form eines Buches entstanden. Mein Dank richtet sich zunächst an Thomas Rolf für den stets anregenden Diskurs zu den Themen Lebensphilosophie und globaler Wandel sowie an Dorothée Schubert für ihre theologische Perspektive auf die Welt und das Leben. Matthias Bender danke ich für den jahrelangen fachlichen und freundschaftlichen Austausch zu den verschiedensten Aspekten des Daseins und des Soseins. Hans-Peter Unger danke ich für den Diskurs zu den Themen Stress und Arbeit über beträchtliche zeitliche und räumliche Distanzen hinweg. Mein Dank richtet sich auch an Franz Bossong, Anette Härtling, Heidi Hoyck, Maike Hoyck, Sarah Junghans, Volker Kleine-Tebbe und Dirk Schmoll für die kritische Durchsicht des Manuskripts. Karola Wehmeier danke ich ganz herzlich für die sorgfältige Korrektur der Druckfahnen. Verbleibende Fehler habe ich allein zu verantworten – die Frage ist nicht, *ob* der Text noch Fehler enthält, sondern *wer* den ersten Fehler findet. Schließlich danke ich Anita Brutler, Julius Jansen und Ruprecht Poensgen vom Kohlhammer Verlag für die hervorragende Zusammenarbeit bei der Realisierung dieses Buchprojekts.

Peter Matthias Wehmeier

1 Eine chaotische Welt

> Ein junger Mann sieht sich mit einer immer chaotischer werdenden Welt konfrontiert. Er kann seinen Augen kaum trauen, aber er spürt die Veränderung ganz deutlich am eigenen Leib. Alles dreht sich, er fühlt sich wie in einem außer Kontrolle geratenen Karussell. Alles dreht sich, alles dreht sich immer schneller. Irgendwann macht ihm die Fahrt im Karussell keinen Spaß mehr. Ihm wird übel, er möchte so schnell wie möglich aussteigen, aber er sitzt im Karussell fest, das sich wie in einem Alptraum endlos weiterdreht. Er möchte aussteigen, findet aber die Notbremse nicht. Für den Absprung ist es viel zu spät. Wo ist die Notbremse? Er ruft um Hilfe, aber seine Rufe verhallen ungehört im leeren Raum. Der junge Mann hat inzwischen den Kontakt zur Welt und zu sich selbst verloren. Mit zunehmendem Entsetzen schaut er dem Geschehen zu. Er versteht nicht, was mit ihm passiert. Er glaubt, dass er gerade dabei ist, verrückt zu werden.

Wir leben in einer Zeit des globalen Wandels. Die Welt ist chaotisch geworden und wird augenscheinlich von Tag zu Tag chaotischer. Räumliche und zeitliche Grenzen lösen sich auf (Assmann 2013). Alles ist durchlässig, alles geht. Man könnte einen Gedanken des Philosophen Heraklit aufgreifen und von einer »fluiden« Epoche sprechen. Gesellschaftliche Verwerfungen, Polarisierung und Extremismus, Hunger und Kriege machen die Welt unsicherer, das Leben riskanter. Die Zerstörung der natürlichen Lebensgrundlagen, Umweltverschmutzung, Zunahme der Weltbevölkerung und der weiter steigende Energieverbrauch tun ein Übriges (Eisenstein 2012; Hein 2023). Angesichts solcher Destruktivität scheint die ganze Welt kurz vor dem Kollaps zu stehen (Diamond 2005; Frankopan 2023).

Die globalisierte Welt bringt ganz erhebliche Belastungen für den Einzelnen, für die Gesellschaft und für die Umwelt mit sich. Wir leben in dieser Welt und sind zugleich Teil von ihr. Wir tragen fleißig zur ökologischen Katastrophe bei und haben zugleich Angst vor ihr (Meyer-Lindenberg 2023). Letztendlich sitzen wir zusammen in einem Boot, das gerade Schiffbruch erleidet, und schauen uns dabei selbst zu (Blumenberg 1997). »Alles wackelt, nichts steht mehr fest. Reif für die Sintflut – «, sagt der Zauberkönig in Ödön von Horváths »Geschichten aus dem Wiener Wald« (von Horváth 1994, S. 33) und lässt derweil die Puppen tanzen.

Viele verschiedene biologische, psychologische, soziale, ökonomische und ökologische Belastungen machen uns das Leben schwer. Soziale Strukturen lösen sich auf, Solidarität zwischen Menschen nimmt ab, der Einzelne ist zunehmend auf sich selbst gestellt. Das ist einerseits oft mit mehr Autonomie verbunden, doch andererseits fallen immer häufiger Strukturen weg, die bisher Halt gegeben haben. Dazu kommt die Beschleunigung in allen wichtigen Lebensbereichen. »Die Zeit stürzt fort wie eine Lawine gerade deshalb, weil sie keinen Halt mehr hat«, meint der Philosoph Byung-Chun Han (2013b, S. 12). Mit der Beschleunigung tritt eine völlig neue Erfahrungswelt auf den Plan (Rosa 2013), unser gesamtes Lebensgefühl verändert sich. »Eine allgemeine Kurzatmigkeit befällt die Welt« (Han 2013b, S. 47) und wir werden kurzatmig mit ihr. In seinem Song »Grande Finale« vergleicht der Rockmusiker Udo Lindenberg diese Welt mit einer großen Bühne, auf der wir als Statisten mitspielen und ahnungslos in einer Art Totentanz dem Ende entgegentaumeln.

An die Stelle der alten Normalität ist längst eine neue Normalität getreten (Steingart 2011), an die wir uns irgendwie anpassen oder gewöhnen müssen. Nur gibt die neue Normalität keinen Halt. Wir sind auf uns selbst zurückgeworfen und können uns nur mit unseren eigenen Möglichkeiten helfen. Aber was ist das für eine neue Normalität? »Wir fühlen uns verwirrt. Rationales Eigeninteresse hat unser kulturelles Wahrnehmungsvermögen übertölpelt, sodass es weder rational noch in unserem Interesse ist. Unser eigennütziges Verhalten dient nur oberflächlich dem eigenen Nutzen; in Wirklichkeit kollidiert es mit unseren wahren innersten Interessen« (Eisenstein 2012, S. 412).

Währenddessen schreitet die Ökonomisierung aller Lebensbereiche weiter voran, und das weltweit. Durch die Globalisierung »werden die bisher zerstreut lebenden Fraktionen der Menschheit, die sogenannten Kulturen, zu einem instabilen und von Ungleichheiten zerrissenen Kollektiv auf hohem Transaktions- und Kollisionsniveau synchronisiert« (Sloterdijk 2009, S. 707). Das Pendel schlägt also nicht in Richtung Deglobalisierung zurück, wie einige Globalisierungskritiker meinen. Der Wirtschaftswissenschaftler Moritz Schularick rechnet vielmehr mit einem Globalisierungsschub, so dass wir seiner Meinung nach vor weiteren großen weltwirtschaftlichen und geopolitischen Umbrüchen stehen (Schularick 2023). »Im System ist alles irre« (Deleuze & Guattari 1979, S. 485). Wir müssen uns daher auf einiges gefasst machen.

Unsere Situation hat sich durch Kapitalisierung und Beschleunigung soweit destabilisiert und fragmentiert, dass sie nicht nur keine kollektive Identität mehr bietet, sondern die Identität des Einzelnen unmittelbar in Frage stellt (von Schirach 2021, S. 35). Unter diesem Druck können unsere Ich-Grenzen durchlässig werden. Damit geht die Fähigkeit verloren, zwischen den eigenen Gefühlen und den Gefühlen anderer zu unterscheiden. Wir können sie nicht mehr richtig einordnen und sind ihnen schutzlos ausgeliefert. Damit wird unsere Fähigkeit zur Selbstregulation kompromittiert. Selbstentfremdung bis hin zum vollständigen Selbstverlust und dem daraus erwachsenden psychotischen Erleben kann die Folge sein.

Der Philosoph Charles Eisenstein ist angesichts der Lage der Welt so tief verunsichert, dass er beschwichtigende Stimmen zu hören meint: »Trotz meines Vertrauens, dass das Leben eigentlich gedacht ist, mehr zu sein, flüstern mir leise Stimmen ins Ohr, ich sei verrückt. Nichts fehle, sagen sie; so lägen die Dinge eben. Die anschwellende Flutwelle menschlichen Elends und ökologischer Zerstörung – so alt wie die Zivilisation selbst – sei schlicht und einfach die menschliche Verfassung, ein unausweichliches Resultat menschlicher Fehler wie Selbstsucht und Faulheit. Da du es sowieso nicht ändern kannst, sei dankbar für dein Glück, dies alles zu vermeiden. Das Unglück weiter Teile des Planeten sei eine Warnung, sagen die Stimmen, mich und meine Angelegenheiten zu schützen und meine persönliche Sicherheit zu maximieren« (Eisenstein 2012, S. 13).

Zur Selbstvergewisserung stellen wir uns gelegentlich Fragen. Wer bin ich? Wer will ich sein? Diese Fragen haben den Essayisten Michel de Montaigne sein Leben lang begleitet (Montaigne 1953). In Zeiten der globalen Massengesellschaft sind solche Überlegungen weiterhin naheliegend, denn sie betreffen Fragen nach der eigenen Identität und Individualität, die in unserer Welt auf dem Spiel stehen. Ich möchte schließlich ich selbst sein und nicht ein anderer. Fragen der Identität und Individualität sind zugleich Fragen der Abgrenzung gegenüber anderen: Was unterscheidet mich von ihnen? Was macht mich als Individuum aus? Wie kann ich meine Identität gegenüber anderen Menschen bewahren (Becht-Jördens & Wehmeier 2003)?

Der Philosoph Peter Sloterdijk spricht in diesem Zusammenhang von der »Immunologie« des Individuums (Sloterdijk 2009, S. 709 ff.). Man kann diesen Begriff auch weiter fassen und damit auch die Widerstandskraft des Einzelnen gegenüber den vielfältigen Widrigkeiten der Welt bezeichnen. Geht diese Widerstandskraft verloren, kann es zur Reizüberflutung und infolgedessen zur »hysterischen« Dekompensation (Anaphylaxie) oder aber zu einer völligen seelischen Abstumpfung (Desensibilisierung) kommen – um in diesem Kontext zwei immunologische Begriffe zu verwenden. Wenn das eine oder das andere eintritt, sind wir den toxischen Einflüssen unserer Welt gewissermaßen schutzlos ausgeliefert.

Inzwischen ist die Welt eine Welt der Verkennung und der Illusion geworden. Doch diese »Welt ist nicht imstande, sich zu heilen« (Montaigne 1953, S. 755). Der Schriftsteller Durs Grünbein ist überzeugt, dass diese Welt immer mehr Menschen in die Verzweiflung mitreißt (Grünbein 2022): »Je massiver die Einbrüche der Zeit in jedermanns Leben, je mehr Krisen und Katastrophen, umso desparater wird am Ende das Ganze, das ist doch klar.« Die Welt scheint verrückt zu sein und der Mensch gerät in Gefahr, mit ihr verrückt zu werden. Das Kleine findet im Großen seine Entsprechung und umgekehrt (Ciompi 2005, S. 166). Droht infolgedessen die globale Psychose?

1 Eine chaotische Welt

1.1 Was ist eine Psychose?

Was ist eine Psychose? Der Begriff wird in unterschiedlichen Zusammenhängen unterschiedlich gebraucht. Im allgemeinen klinischen Sprachgebrauch ist eine Psychose ein Zustand, in dem sich Ich-Grenzen auflösen, Wahnvorstellungen sich bemerkbar machen, Angst und Anspannung bestehen und das Denken mehr und mehr zerfahren wird (Dörner & Plog 1994). Manchmal treten optische oder akustische Halluzinationen auf (Scharfetter 1991). Dann sieht oder hört der Betroffene Geräusche oder Stimmen, die andere nicht hören, oder sieht Dinge, die andere nicht sehen. So gut wie immer beschreibt der Begriff Psychose einen Realitätsverlust, der mehr oder weniger groß ausfallen kann. So gesehen lässt sich eine Psychose als Zustand der Entfernung von der Realität verstehen, der mit einer »Verrückung« des Denkens, Fühlens und Verhaltens einhergeht (Ciompi 2005). Damit geht die »natürliche Selbstverständlichkeit« (Blankenburg 2012) des Daseins verloren, und eine tiefgreifende Veränderung des Erlebens tritt ein. Folge ist eine Lösung der Verankerung des Menschen in einer intersubjektiv konstituierten Lebenswelt mit der entsprechenden Entfernung von einer gemeinsamen Realität.

Der Titel dieses Buches lautet »Globale Psychose«. Diesem Titel liegt ein sehr weitgefasster Psychosebegriff zugrunde, um Parallelen zwischen einer »verrückten« oder »verrückt machenden« Welt einerseits und dem psychosenahen Erleben des einzelnen Menschen andererseits deutlich zu machen. Die Welt ist eine andere geworden. Viele Menschen kämpfen mit ihren alltäglichen Sorgen und Problemen und haben immer öfter das Gefühl, sie könnten an der Welt scheitern. Alte Sicherheiten gehen verloren, extreme Ideologien breiten sich aus, immer abstruser werdende Propaganda löst paranoide Ängste aus. Die Diskussionen in Politik und Gesellschaft werden zunehmend moralisch aufgeladen und immer kompromissloser geführt (Grau 2017). Selbstbezogenheit und »autistoider« Egoismus lassen wesentliche Teile der Gesellschaft in den Hintergrund treten. Allmachtsphantasien einzelner Personen wirken sich verheerend auf das Leben ganzer Bevölkerungen aus. Überdimensionierte Großprojekte werden verfolgt, ohne auf die Auswirkungen auf den Menschen zu achten. Fragliche Prestigeprojekte werden großzügig finanziert, ohne dass ihre Notwendigkeit eindeutig wäre. Vor diesem Hintergrund lassen die immer häufiger werdenden Katastrophenmeldungen unsere Stimmung in die Tiefe stürzen.

So schlägt sich das, was sich auf der Weltbühne abspielt, in der persönlichen Befindlichkeit des Einzelnen nieder. Das Große spiegelt sich im Kleinen und das Kleine spiegelt sich im Großen, so »wie in der Psychose im kleinsten schon das größte und im größten das kleinsten verborgen liegt« (Ciompi 2005, S. 166). Aus dieser Klemme herauszukommen, erweist sich als nicht so einfach. Die Entwicklung von Lösungen, die es dem Einzelnen ermöglichen, sich aus seiner Krise zu befreien, erfordert einen engen Bezug zur Realität. Sonst verliert sich der Einzelne im Labyrinth psychosenaher Vorstellungen und Befürchtungen. Dann beginnt das Denken und Empfinden im Alltag demjenigen Denken und Empfinden zu ähneln, das die Psychose kennzeichnet.

In stressbedingten Krisen kann die Realität verzerrt erscheinen. Manchmal löst die Wahrnehmung sich ganz von ihr. Diese Entfernung von der Realität ist mit dem Begriff Psychose gemeint. Ein derart weit gefasster Psychosebegriff beinhaltet die vielen verschiedenen Äußerungsformen eines sich lösenden beziehungsweise eines bereits gelösten Realitätsbezugs. Die Kennzeichen verzerrten Denkens und Empfindens lassen sich wiederum in psychopathologische Kategorien fassen (Scharfetter 1991). So kann der Realitätsbezug beispielsweise durch einen Wahn beeinträchtigt sein, etwa einen Größenwahn, der durch Allmachtsphantasien geprägt ist. Die Beziehung zu anderen Menschen kann durch ausgeprägte Selbstbezogenheit oder Autismus gestört sein. Ein gestörter Selbstbezug kann sich durch unbeantwortete Fragen nach der eigenen Identität bemerkbar machen. Ambivalenzen können Entscheidungen sehr erschweren oder ganz unmöglich machen. Emotionale Begleiterscheinungen wie etwa Niedergeschlagenheit oder fehlender Mut können die Zuversicht hinsichtlich der Zukunft unterminieren.

Wenn sich Grenzen zwischen mir und meiner Umgebung auflösen und ich durchlässig werde für meine Gedanken oder die Gedanken anderer, kann ich zu der Überzeugung kommen, dass sich Gedanken verselbständigen und vom einen zum anderen übertragen werden können und damit meine Ich-Grenzen durchlässig sind. Eine solche Entfernung von der gemeinsamen Realität löst bei an einer Psychose Erkrankten sehr oft innere Unruhe, Anspannung und Angst aus, also Gefühle, die viele Menschen aus alltäglichen Überlastungssituationen kennen, ohne dass sie notwendigerweise an einer Psychose erkrankt sind. Aus solchen Situationen der Bedrängnis ist es nur ein kleiner Schritt hin zu der Überzeugung, man sei gerade im Begriff, verrückt zu werden. Die Grenzen sind fließend, niemand ist grundsätzlich immun. Das macht das manchmal Unheimliche an psychosenahem Denken und Empfinden aus, das uns in Grenzbereiche unseres Erlebens führen kann.

1.1.1 Nostalghia

Dass ein Realitätsverlust große Angst auslösen kann, habe ich selbst erfahren. Nach einem Urlaub in der Toskana waren meine Freundin und ich mit dem Auto unterwegs nach Hause. Es wurde dunkel, und wir suchten eine Unterkunft für die Nacht. In jedem Ort, durch den wir fuhren, hielten wir Ausschau nach einer Bleibe. Doch es war nichts zu machen, wir wurden einfach nicht fündig. Regen setzte ein und erschwerte unsere Suche. Bei Dunkelheit und Regen fuhren wir durch die hügelige Landschaft. Unsere Hoffnung, doch noch eine Unterkunft zu finden, wurde immer kleiner, unsere Laune immer schlechter. Schließlich sah ich im Vorbeifahren einen alten Wegweiser, der auf einen Ort namens Bagno Vignoni hinwies. Fast hätte ich das Schild übersehen. Schnell gewendet, fuhren wir die kurvige Straße hinauf, bis wir den Ort erreichten. Im Zentrum des kleinen Ortes trafen wir auf eine dreistöckige Villa mit Fensterläden, die sich als Hotel entpuppte. Froh und dankbar für das große Zimmer, das uns zugewiesen wurde, aßen wir zu Abend und gingen früh zu Bett.

Am nächsten Morgen schaute ich aus dem Fenster hinaus und sah vor dem Hotel den Dorfplatz liegen, der fast vollständig von einem großen, in Stein gefassten Schwimmbecken eingenommen war. Es war ein Thermalbad aus römischer Zeit, an einer Seite von einer offenen Wandelhalle begrenzt. Dampf stieg von dem warmen Wasser auf, aber niemand befand sich im Schwimmbecken. Nach dem Frühstück ging ich hinaus und sah mir das Thermalbad aus der Nähe an. Ein kurzer Spaziergang führte mich an den Ortsrand, wo weitere Relikte aus der Antike zu sehen waren. Schließlich brachten wir unsere Taschen zum Auto und setzten unsere Heimreise bei wunderbarem Wetter fort.

Drei Tage nach unserer Rückkehr ging ich ins Kino, um mir den Film »Nostalghia« von Andrei Tarkowski anzusehen. Das surreale Filmplakat im Schaukasten hatte mich neugierig gemacht. Auf dem Plakat zu sehen war eine gigantische Kirchenruine, in der sich eine hügelige Landschaft befand. Ein Bauernhaus war zu sehen, einsam an einem kleinen See gelegen, umgeben von Wiesen und einigen Bäumen. Ein schmaler Pfad führte zum Haus, ein Bach floss vorbei. Im Vordergrund saß ein Mann auf der Erde, neben ihm lag ein Schäferhund, beide schienen den Betrachter ruhig anzuschauen. Ein rätselhaftes Filmplakat, das mein Interesse weckte und meine Phantasie anregte.

Im bereits abgedunkelten Saal suchte ich mir einen Platz. Mitten im Film erschien plötzlich eine Szene, die mich wie ein Blitz aus heiterem Himmel traf. Ich sah ein großes, in Stein gefasstes Schwimmbecken, offenbar ein Thermalbad aus römischer Zeit, an einer Seite von einer offenen Wandelhalle begrenzt. Dampf stieg von dem warmen Wasser auf, in dem sich drei oder vier Menschen langsam bewegten und sich dabei unterhielten. Im Hintergrund war eine dreistöckige Villa zu sehen, deren Fensterläden teils offen, teils geschlossen waren, die aber unbewohnt wirkte. In der Villa hatten meine Freundin und ich vor drei Tagen übernachtet, das Thermalbad hatte ich mir vor drei Tagen aus der Nähe angesehen. Ich hatte den Ort Bagno Vignoni wieder ganz unmittelbar vor Augen.

War ein astronomisch unwahrscheinlicher Zufall eingetreten, oder war ich dabei, verrückt zu werden? Wo war ich gerade? Im Kino hier und jetzt oder an einem anderen Ort in einer anderen Zeit? Was sah ich gerade? Einen Film oder Bilder aus meiner Erinnerung? Hatte ich die Wirklichkeit vor Augen oder eine Halluzination? Panik stieg in mir auf. Ich hatte für einen Moment den Kontakt zur Wirklichkeit verloren, mein Verstand war wie verhext. Einbildung und Realität hatten sich kurz vermischt. Fühlt sich so eine Psychose an?

1.1.2 Denken und Empfinden in der Psychose

In der Psychose ist häufig das Ich-Bewusstsein gestört. Die Ich-Grenze wird durchlässig oder löst sich auf. Das bedeutet, dass die Grenze zwischen mir und anderen Menschen nicht mehr deutlich wahrgenommen wird. Dadurch kann ich das, was zu meiner Person gehört, und das, was zu anderen Personen gehört, nicht mehr klar unterscheiden. Fremdes dringt in mein Erleben ein und mein Erleben breitet sich in der Außenwelt aus. Das führt zu einer tiefen Verunsicherung über die eigene Person. In so einer Situation frage ich mich: »Bin ich wirklich der, der ich bin?« »Oder bin ich ein anderer?« »Mache ich das, was ich mache, oder wird es von außen gemacht?« Darüber hinaus ist das Denken betroffen: »Denke ich wirklich meine Gedanken, oder sind es fremde Gedanken, die in meinen Kopf hineingelangt sind?« »Bin ich Herr meiner Gedanken, oder werden sie manipuliert?« Tiefe Verunsicherung kann aber auch gegenüber der äußeren Realität bestehen. Dann stelle ich mir die Frage: »Läuft hier ein Film, oder bin ich in der Wirklichkeit?« »Agiere ich selbst oder werde ich fremdgesteuert?« »Kann ich mich sicher fühlen, oder hat man es auf mich abgesehen?« Von hier aus ist der Weg bis hin zu einem komplexen Wahnsystem, das unser gesamtes Denken und Empfinden versklaven kann (Ciompi 2005, S. 157), nicht mehr weit.

»In der Psychose wird ab einem bestimmten Punkt das gesamte Denken und Fühlen den überwertigen oder wahnhaften Ideen untergeordnet. Bestimmend ist dann der Wahn.« (Ciompi 2005, S. 227). Durch das veränderte Erleben nehme ich die Realität anders wahr. Der Psychiater Luc Ciompi spricht von einer »affektdeterminierten

Wirklichkeitserfassung« (Ciompi 2005, S. 97). Alltägliche Dinge bekommen dann eine besondere Bedeutung und ganz normale Abläufe erhalten einen Hintersinn. Vorgänge, die eigentlich nichts mit mir zu tun haben, beziehe ich plötzlich auf mich. Dann bin ich beispielsweise fest davon überzeugt, dass die Nachrichtensprecherin im Fernsehen direkt mit mir redet, dass die Autokennzeichen verschlüsselte Botschaften transportieren, dass Strahlen aus der Steckdose kommen, dass meine Gedanken im Radio gesendet werden, dass unsichtbare Kameras mich beobachten oder dass meine Bewegungen von Satelliten aus dem Weltraum gesteuert werden. In so einer als sehr bedrohlich wahrgenommenen Lage muss ich natürlich höllisch aufpassen, dass mir nichts passiert. Ich bin daher sehr empfindlich und stehe die ganze Zeit unter Strom. Das kostet mich enorm viel Energie, so dass meine Nerven blank liegen und ich angespannt und reizbar bin.

Darüber hinaus ist in der Psychose häufig die Nähe-Distanz-Regulation gestört. Distanz ist nicht so belastend wie Nähe, in der man viel leichter enttäuscht werden kann. Gelingt die Distanzierung nicht, greifen wir auf frühe Formen der Abwehr zurück: Wir projizieren vor lauter Konfusion das eigene Versagen auf andere und erleben uns selbst als Opfer. Dadurch entsteht eine emotionale Klarheit, die Konfusion ist verschwunden, aber um den Preis einer nicht realitätsgerechten Wahrnehmung der Situation (Kipp et al. 2012, S. 46).

Durch die Fehlbeurteilung der Realität kann der Wahn das Selbstwertgefühl stabilisieren (Kipp et al. 2012). Defizite des Selbstwerts werden dann durch einen entsprechenden Wahn kompensiert, nicht selten durch einen Größenwahn. So hielt sich beispielsweise einer meiner chronisch von einer Psychose betroffenen Patienten für den Vorstandsvorsitzenden von Mercedes-Benz und war durch nichts von dieser Überzeugung abzubringen. Daher meinte er natürlich auch, dass er zu Unrecht eine Zeitlang in einer psychiatrischen Klinik untergebracht war.

In einer verrückten Welt kann sich das äußere Chaos im Inneren des Menschen niederschlagen und zu einem Durcheinander im Denken und Empfinden führen. Geht das Chaos über die Möglichkeiten des Einzelnen hinaus, die Dinge zu sortieren, droht ihm alles um die Ohren zu fliegen. Denken und Empfinden laufen aus dem Ruder, und die Psychose ist plötzlich da.

1.1.3 Die abweichende Mehrheit

In seinem bahnbrechenden Werk »Wahnsinn und Gesellschaft« erinnert der Philosoph Michel Foucault an eine Aussage des Philosophen Blaise Pascal: »Die Menschen sind notwendig verrückt, daß nicht verrückt sein nur hieße, verrückt sein nach einer anderen Art von Verrücktheit« (Foucault 1969, S. 7). Folgen wir dieser Behauptung, müssen wir annehmen, dass alle Menschen auf die eine oder andere Art und Weise verrückt sind und damit letztendlich die ganze Welt verrückt ist. Wer sich die Ereignisse, die sich in letzter Zeit in der Welt abgespielt haben, vor Augen führt, könnte zu genau diesem Schluss kommen.

Träfe Pascals Behauptung zu, wäre die Mehrheit der Menschen auf irgendeine Art und Weise verrückt und würde dadurch von der Norm abweichen. Doch wenn alle (oder zumindest die meisten) Menschen zu den Betroffen gehörten, würden die Abweichenden die neue Norm darstellen. Die von der Norm abweichenden Menschen *wären* also die Mehrheit. Darauf spielen der Psychiater Franco Basaglia und seine Frau und Mitarbeiterin Franca Basaglia Ongaro in ihrem Buch »Die abweichende Mehrheit« an (Basaglia & Basaglia Ongaro 1972). Basaglia sorgte in den 1970er-Jahren zunächst in Triest und dann in ganz Italien dafür, dass die Patienten aus den psychiatrischen Kliniken entlassen und mehr oder weniger erfolgreich in die Gesellschaft reintegriert wurden.

An diese Bewegung wird noch heute gelegentlich erinnert. So war vor einiger Zeit eine großformatige Karikatur auf dem Gelände der ehemaligen psychiatrischen Klinik San Giovanni in Triest zu sehen. Dargestellt war (mit direktem Bezug zum Buch von Basaglia und Ognaro Basaglia) »die abweichende Mehrheit« (*la maggioranza deviante*) als schräge Gruppe witziger Figuren, die recht auffällig daherkommen, aber offensichtlich selbstbewusst zu ihren Auffälligkeiten stehen (▶ Abb. 1).

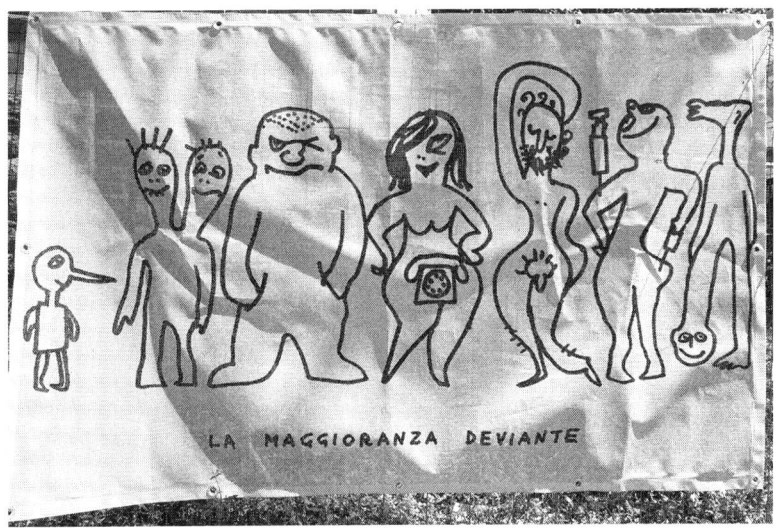

Abb. 1: *La maggioranza deviante* (»Die abweichende Mehrheit«). Transparent auf dem Gelände der ehemaligen psychiatrischen Klinik San Giovanni in Triest.

Auf genau diese »abweichende Mehrheit« spielt der Regisseur Andrei Tarkowski in seinem surrealen Film »Nostalghia« an. Zu ihr gehören einige Personen, die sich in dem alten toskanischen Kurort Bagno Vignoni aufhalten, unter anderem der unter den Dorfbewohnern als »verrückt« geltende italienische Mathematiker Domenico. In dem Film betrachtet der russische Dichter Andrei einige in der Therme badende Personen und spricht mit seiner Begleiterin, der italienische Dolmetscherin Eugenia, über sie:

Andrei: »Weißt Du, warum sie da im Wasser sind? Sie wollen ewig leben.«

Eugenia: »Es gibt viele von solchen Verrückten in Italien. Man hat die Irrenhäuser geöffnet, aber viele Familien wollen sie nicht mehr aufnehmen. Also müssen sie einige wieder einsperren lassen.«

Gegen Ende des Films reist Domenico nach Rom, hält auf dem Kapitol eine Rede über den Irrweg, auf den sich die moderne Zivilisation begeben hat, übergießt sich mit Benzin und zündet sich vor den Augen der entsetzten, aber untätig zuschauenden Menschenmenge an.

Auf die »abweichende Mehrheit« wird aber auch immer wieder in der Literatur und auf der Bühne Bezug genommen, von der Musik und der bildenden Kunst ganz zu schweigen. Beispielsweise führt der Komponist Gaetano Donizetti in der Oper »Lucia di Lammermoor« seinem nach Schottland transportierten Publikum eine halluzinierende Braut vor Augen, und der Künstler Albrecht Dürer präsentiert dem Betrachter in seinem Kupferstich »Melencolia I« eine offenbar depressive Engelsgestalt. Der Schriftsteller Lars Popp erklärt kurzerhand eine Wohngemeinschaft in den Alpen zum »Haus der Halluzinationen«, in welchem Veränderung die einzige Konstante bleibt (Popp 2014), während das Staatstheater Mainz anlässlich einer Aufführung von Friedrich Dürrenmatts »Die Physiker« so weit geht, die ganze Welt zum »Irrenhaus« zu erklären (▶ Abb. 2).

Erschütternd ernste Bezüge zwischen Literatur und Realität existieren ebenfalls. Die Schriftstellerin Sarah Kane stellt in ihrem verstörenden Theaterstück »4.48 Psychose« die Psychose als Zustand tiefer Verzweiflung und Entfremdung dar, der in ein alles durchdringendes Gefühl existenzieller Verlorenheit übergeht und mit einem Suizid endet (Kane 2002). Das lange unaufgeführt gebliebene Theaterstück wurde tragischerweise von Sarah Kane selbst im Nachhinein dadurch beglaubigt, dass sie sich noch vor der Uraufführung das Leben nahm.

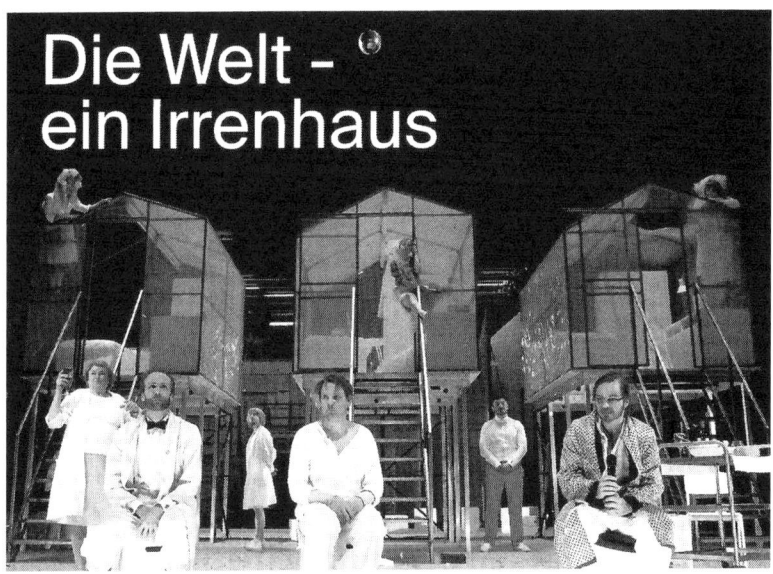

Abb. 2: *Die Welt – ein Irrenhaus*. Werbepostkarte des Staatstheaters Mainz für »Die Physiker« von Friedrich Dürrenmatt. Mit freundlicher Genehmigung von Bettina Müller.

1.2 Gesellschaft der Extreme

Die Veränderungen in der heutigen Welt bringen eine Gesellschaft der Extreme hervor. Das gesellschaftliche Ganze scheint dabei aus den Fugen geraten zu sein. Die Philosophin Ariadne von Schirach hält die Gegenwart für »verrückt, unübersichtlich, widersprüchlich« (von Schirach 2021, S. 34). Es besteht das Gefühl einer Krise in der Beziehung des Individuums zur Gesellschaft (Safranski 2003). Aus Abwechslung und Vielfalt ist Aufspaltung und Fragmentierung geworden, die immer wieder zu politischen Spannungen und sozialen Konflikten führen. Verbindlichkeit und Konsensbereitschaft nehmen ab. Kontroversen werden immer kontroverser, Polarisierungen nehmen zu. Diskussionen werden immer kompromissloser geführt, alle scheinen sich in einem permanenten Ausnahmezustand zu befinden (von Schirach 2021).

Die Ideologisierung vieler Auseinandersetzungen führt zur Einnahme von Extrempositionen, die Intoleranz und Kompromisslosigkeit weiter befeuern. Es gibt kaum noch gemeinsame Sichtweisen und damit kaum noch eine gemeinsame Realität. Der kollektive Realitätsverlust führt zu gesellschaftlichen Auseinandersetzungen, die desaströse Auswirkungen auf den Einzelnen haben können, gerade wenn er oder sie in das Kreuzfeuer sozialer oder medialer Kritik gerät. Die Gegenwart scheint krank zu sein und viele Menschen krank zu machen. Nicht selten führt der Weg der auf diese Weise unter die Räder geratenen Menschen in die Klinik (Bender et al. 2021).

Der Philosoph Peter Sloterdijk hält das 20. Jahrhundert für ein »Zeitalter der politischen Psychosen, in deren Kern sich überall Formatpsychosen und Raumstress-Symptome verraten.« Diese Psychosen hätten »so gut wie immer die Form von Zugehörigkeitsstörungen«, so dass die »losgerissenen Einzelnen« nicht mehr wüssten, »wie und wo sie wohnen, mit wem sie zusammengehören« und »in welchen Formaten sie kommunizieren [...].« Sie wüssten »nicht mehr, wer sie sind und wer die anderen sind« (Sloterdijk & Heinrichs 2001, S. 186). Völlige Entfremdung von der Realität ist die naheliegende Folge.

In einer solchen Welt der Entfremdung ist alles der Effizienz, der Logik der Ökonomie und der Gewinnmaximierung unterworfen. Andere Gesichtspunkte spielen kaum eine Rolle. In der Gesellschaft erfolgt eine Nivellierung im Leben und im Denken, in der Kommunikation und im Handeln. Alles beginnt sich immer mehr zu ähneln, Unterschiede werden negiert, Besonderheiten fallen unter den Tisch. Das betrifft beispielsweise auch die internationale Arbeitswelt mit ihren unausgesprochenen Umgangsregeln, deren genaue Einhaltung zwingend gefordert und rigoros sozial überwacht wird, deren radikale Sinnlosigkeit (von Schirach 2021) jedoch offenkundig ist, auch in der Kommunikation der Menschen untereinander: »*Hi! Good to see you!*

How are you today?« »Good to see you too! I'm doing great! And how are you?« Der Philosoph Byung-Chul Han spricht in diesem Zusammenhang von der »Gewalt des Immergleichen« (Han 2016, S. 24). Aus der langweiligen, durchnormierten Welt kommen wir offenbar nicht heraus.

Dazu kommt der Ehrgeiz, der in der Gesellschaft der Extreme zum Maß aller Dinge avanciert zu sein scheint und die Verwerfungen verstärkt: »Ehrgeiz ist die Leittugend der Industriegesellschaft und auch [...] ihre charakteristische Form des Wahnsinns« (Andrick 2022, S. 188). Ehrgeiz ist nichts anderes als das entgrenzte Streben nach Erfolg. Der Philosoph Michael Andrick fasst die herkömmliche Definition von Erfolg als »goldenes Kalb« beziehungsweise als eine Art Gefängnis auf, in dem unser Denken und Empfinden ihrer Freiheit beraubt sind: »Erfolg wird veranstaltet, und das ist keine harmlose Veranstaltung, sondern die Errichtung eines Götzen, einer regelrechten Zwingburg, in der unser Denken und Fühlen festgesetzt werden kann« (Andrick 2022, S. 105). Und der Philosoph Rüdiger Safranski geht so weit zu behaupten, in der Gesellschaft herrsche ein Mechanismus der Lüge. Die Gesellschaft raube dem Individuum seine Wahrheit und seine Lebendigkeit. Sie entfremde ihn von sich selbst (Safranski 2003).

Unter der Oberfläche führt die Logik der Ökonomie, der Effizienz und der Gewinnmaximierung zu Konflikten und ständiger Konkurrenz statt gegenseitiger Unterstützung. Das führt zwangsläufig zu gestörten zwischenmenschlichen Beziehungen. Nach Ansicht der Philosophin Ariadne von Schirach steckt die psychosenahe Gesellschaft in einer fundamentalen Krise des »Wir« und leidet damit an einer »kollektive[n] Identitätskrise« (von Schirach 2021, S. 16). Das ist keineswegs trivial, denn Identitätsfragen sind Lebensfragen.

Die kollektive Identitätskrise führt zu existenzieller Angst sowie individueller und kollektiver Ohnmacht. Die Gefühle sind entfremdet, die Körper erschöpft, die Menschen vereinsamt. Viele Institutionen sind dysfunktional geworden, d. h., sie funktionieren schlecht oder gar nicht mehr. Das trifft auch – oder gerade – auf große Unternehmen, Banken, Behörden, Bildungsstätten oder Kultureinrichtungen zu. Daher ist es nicht verwunderlich, dass in erschöpften Organisationen auch erschöpfte Menschen arbeiten (Bartmann 2012). So steht der Einzelne ohnmächtig am Abgrund (von Schirach 2021, S. 133) und hat das Nichts vor Augen.

1.2.1 Europäische Zentralbank gegen Alte Seilerei

Von meinem Balkon aus sehe ich die Europäische Zentralbank, deren neues Gebäude im Jahr 2014 von dem Architekturbüro *Coop Himmelb(l)au* fertiggestellt wurde. Sie sieht aus, als wäre sie in eine bedenkliche Schieflage geraten und könnte jeden Moment umfallen oder in sich zusammenbrechen. Vor einiger Zeit kam eine recht hochrangige Mitarbeiterin dieser Bank wegen einer schweren Erschöpfungsdepression zu mir in die Behandlung. Sie erzählte mir von der extrem belastenden Arbeitsatmosphäre, die in der Bank herrsche und unter der sie seit längerer Zeit leide. Die Mitarbeiterin beschrieb ein furchtbares Szenario, das sich tagtäglich in der Bank entfalte, das sich allerdings für meine Ohren nicht neu anhörte: Konkurrenz unter den Mitarbeitern, Intrigen, um sich gegenseitig zu schaden, geheime Absprachen im Hinblick auf die nächste Beförderung, der ständige Kampf ums Überleben im Beruf, die Erfüllung sinnloser Aufgaben, das Arbeiten bis zur völligen Erschöpfung. Ich dachte sofort an den Titel eines Buches von Peter Sloterdijk (2005): »Im Weltinnenraum des Kapitals«. In einem solchen Raum schien die erschöpft vor mir sitzende Mitarbeiterin der Bank sich abzumühen, abgekoppelt von Zeit und Raum. Wo für die finanzielle Stabilität und das wirtschaftliche Wohl Europas gearbeitet werden soll, finden offenbar hinter den Kulissen ungeahnte Grabenkämpfe zwischen einzelnen Mitarbeitern bis hin zu ganzen Abteilungen statt. Dass solche Auseinandersetzungen nicht spurlos an den in großen Institutionen arbeitenden Menschen vorübergehen, zeigen die psychischen Erkrankungen, an denen viele dieser Menschen leiden. Zum Teil suchen sie psychiatrische oder psychotherapeutische Hilfe, zum Teil behalten sie aber ihre Schwierigkeiten und ihre Geschichten darüber für sich. Meistens kehren die betroffenen Menschen nach der Behandlung an ihren Arbeitsplatz zurück. Doch manche halten die Situation dort nicht lange aus und verlassen die jeweilige Institution, um einer anderen Tätigkeit nachzugehen. In glücklicherweise sehr seltenen Extremfällen bringen sich Betroffene aus Verzweiflung um. Das geschah eines Tages, als sich ein Mitarbeiter der Europäischen Zentralbank im neuen Gebäude mit tödlichem Ergebnis in die Tiefe stürzte. Ein endgültiger, aber kein guter Ausweg. Ein solcher Ort ist kein guter Ort, er ist ein riskanter Ort, ein destruktiver Ort, von dem aus viel Schaden angerichtet wird, an den Menschen und in der Welt (Braunberger 2022; Issing 2023; Stark 2023).

Der Europäischen Zentralbank genau gegenüber, in südliche Richtung, auf der anderen Seite des Mains, liegt das große, grüne Gelände der Alten Seilerei. An einem zum Fluss hin sanft abfallenden Hang befinden sich mehrere flache Hallen, umgeben von Streuobstwiesen, Büschen und schönem, alten Baumbestand. Die Alte Seilerei wirkt wie ein Ort aus »den alten Zeiten, wo das Wünschen noch geholfen hat« (Grimm 2015, S. 35). Während eines Movement-Medicine-Workshops, an dem ich dort vor einiger Zeit teilgenommen habe, standen die Fenster des Veranstaltungsraumes offen, ich blickte ins Grüne und hörte die Vögel zwitschern. Frische Luft durchströmte den hellen Raum. Ein wunderbarer Ort, ein Wohlfühlort, nach dessen Geschichte ich mich später bei der Eigentümerin erkundigte. Die Alte Seilerei befindet sich seit 1871 bis zum heutigen Tag in Familienbesitz. Als der Betrieb vor mehreren Jahrzehnten eingestellt wurde, sollte das Gelände an einen Investor verkauft werden, um es wirtschaftlich maximal, d. h. möglichst gewinnbringend, zu nutzen. Dieser Plan widerstrebte einer Erbin, die sich mit ihrem eigenen Vorhaben gegen die anderen beiden Erben durchsetzte. Sie ließ die Liegenschaft unter Denkmalschutz stellen und gründete einen Kunst- und Kulturverein. Nun richtet der Verein auf dem Gelände Kulturveranstaltungen aus und beherbergt handwerkliche Initiativen. In einer Halle wachsen Bäume, manchmal fliegen Vögel dort frei herum. In einer anderen Halle steht ein Konzertflügel, Tanzworkshops werden angeboten, in bequem möblierten Räumen in einem Teil des Gebäudes finden Gruppenveranstaltungen statt. In einer Reihe heller Ateliers entstehen Kunstwerke, auf einer Streuobstwiese wachsen Äpfel, in einem Garten wird Gemüse angebaut. Dem Verein, der heute »Netzwerk Seilerei« heißt, geht es darum, gemeinsam etwas zu schaffen, das die Stadt, das Land, die Welt ein Stückchen besser macht. Hier hat sich eine gemeinnützige Eigeninitiative gegen die Logik der Gewinnmaximierung durchgesetzt. Ein guter Ort, ein bergender Ort, ein heilsamer Ort.

1.2.2 Alchemie der Worte

Das Prinzip des Marktes führt zu Überanstrengungen und Existenzkämpfen, bei denen eine Maxime bestimmend zu sein scheint, die dem Philosophen Immanuel Kant zugeschrieben wird: »Ich kann, weil ich will, was ich muss.« Nach dieser Argumentation kann sich jeder seine innere Motivation und seine äußeren Zwänge nach Belieben zurechtreden: aus Müssen wird Wollen, aus Wollen wird Können – dank einer raffinierten Alchemie der Worte geht es auf diese Weise mit dem Kopf durch die Wand. Kompromisslosigkeit fordert eben ihren Preis.

Darüber hinaus fördert das Prinzip des Marktes die Ausbildung von übertriebenem Ehrgeiz, der oft zu einer destruktiven Konkurrenz führt. Der Philosoph Michael Andrick weist dem Ehrgeiz sogar eine zentrale Roll in unserer Kultur zu: »Der an Moral erinnernde, sozusagen moralförmige Wahnsinn des Ehrgeizes« steht nach seiner Auffassung »im Zentrum der Kultur der Gegenwart. Ehrgeiz ist das soziale Betriebssystem unserer Institutionen [...]« (Andrick 2022, S. 180). Für Andrick stellt Ehrgeiz nichts anderes als »pseudomoralischen Wahnsinn« dar, der die »Betriebsnotwendigkeit einer Gesellschaft« ausdrückt (Andrick 2022, S. 180).

Unter Stress vermischt sich alles mit allem, es entsteht ein unübersichtliches Durcheinander, das dem konfusen Denken in der Psychose entspricht. Jedem geht es unter Stress ähnlich, am Ende sind alle betroffen. Grenzen zwischen innen und außen, Eigenem und

Fremdem, Erwünschtem und Verbotenem verwischen, das Private wird öffentlich, das Öffentliche wird privat (von Schirach 2021, S. 18). So entsteht durch die Konfusion ein kollektiver Realitätsverlust, der sich ungünstigerweise bis hin zum kollektiven Wahn steigern kann.

Die Wahnvorstellungen, die Menschen haben, zeigen nach Meinung des Philosophen Michael Andrick an, »in genau welcher Weise wir verrückt werden müssen«, um in dieser Gesellschaft mitzumachen (Andrick 2022, S. 180). In der durchökonomisierten Welt ist der Einzelne vollauf damit beschäftigt, die unaufhörlich an ihn gestellten Erwartungen zu erfüllen und ständig neue Anforderungen zu bewältigen. Er hat nicht die Zeit und den Freiraum, die er bräuchte, um seine Tätigkeit und sein Leben in Bezug auf ihren Sinn zu hinterfragen. So fühlt sich der Einzelne nicht selten wie im falschen Film und nimmt ein ungutes Gefühl der Entfremdung in sich wahr. Spätestens dann ist es an der Zeit, dem drohenden Erstickungstod zu entkommen und ganz neu zu fühlen (von Schirach 2021).

1.3   Gestörtes Denken und Empfinden

Wir leben in einer Gesellschaft, die krank zu sein scheint und Menschen krank machen kann (Bender et al. 2021). Der Einzelne »scheint nicht mehr in der Lage zu sein, den Alltag selbst zu bewältigen, die Zeit selbst einzuteilen, den Raum des Lebens selbst zu erschließen, die Form des Lebens selbst zu finden [...]« (Schmid 1991, S. 29). So wird das Leben in einer globalisierten Welt immer mehr zum Überlebenskampf. Leben wird zum Überleben (Bock 2020, S. 91). Alles Mögliche wird gefordert, doch nicht alles, was gefordert wird, ist auch möglich. So drohen Menschen, unter die Räder zu geraten. Die Philosophin Ariadne von Schirach beklagt, dass Digitalisierung, Kapitalisierung (oder Ökonomisierung) und Beschleunigung einen so hohen Innovationsdruck auf uns und unsere Konsumkultur ausüben, dass wir am Ende krank werden (von Schirach, S. 20 ff.). Und der

1 Eine chaotische Welt

Philosoph Rüdiger Safranski meint: »Die medialen Reize überwältigen das psychische Immunsystem und erzeugen dadurch Abstumpfung oder Hysterie. Der flexible Mensch erweist sich als überforderter Mensch« (Safranski 2015, S. 128).

Laufend werden Aufträge und Anforderungen an uns herangetragen. Das kann unseren Ehrgeiz anstacheln, was erst einmal nicht schlecht klingt. Aber allzu oft ist Ehrgeiz fremdbestimmt. Dann erfolgt »das planvolle und eifrige Ringen um Anpassung an externe Erwartungen, also an das, was die Anderen [...] von mir wollen, bevor sie bereit sein werden, mir den Erfolg zuzugestehen, den sie zu verteilen haben« (Andrick 2022, S. 188). Es geht nicht darum, stets alle Forderungen an uns unkritisch zu erfüllen. Es geht auch nicht darum, alle Forderungen zu erfüllen, die wir an uns selbst stellen. Es geht ganz sicher nicht um Selbstoptimierung in dem Sinne, dass wir ein ökonomisch erfolgreiches Leben führen (d.h. viel Geld verdienen) und darüber hinaus in jeder Hinsicht glücklich und zufrieden sind (Flaßpöhler 2011). Dieses Phantasma nennt die Philosophin Rebekka Reinhard zu Recht einen »Marketing Gag«, damit wir immer weiter schön leisten und nicht merken, wie sehr wir uns dabei selbst ausbeuten (Reinhard 2023).

Viele Menschen fühlen sich chronisch überlastet und erschöpft. Sie kämpfen den »nie zu gewinnenden Kampf, den Anspruch der Anderen an mich *ihrer Ansicht nach* zu erfüllen« (Andrick 2022, S. 189). Der Philosoph Byung-Chul Han spricht in diesem Zusammenhang von der »Müdigkeitsgesellschaft«, die uns lähmt und handlungsunfähig macht (Han 2013a). Bisherige Möglichkeiten der Lebensbewältigung tragen nicht mehr, immer mehr Menschen fühlen sich kraftlos und ausgelaugt. Überall auf der Welt werden Menschen innerlich unglücklicher und kränker (Bock 2020). Wir werden dünnhäutig, und die Fähigkeit, unsere Emotionen zu regulieren, geht verloren. Ich-Grenzen lösen sich auf, wir werden durchsichtiger und durchlässiger. Wir können Wichtiges von Unwichtigem kaum mehr unterscheiden und verlieren uns immer häufiger in Details. So entfernen wir uns zunehmend von unserem eigentlichen Dasein und verlieren schließlich den Bezug zur Realität und zu uns selbst. Dann merken wir nicht, in was für einer Welt wir leben, und wissen nicht mehr, wer wir eigentlich sind. Entfremdung zwischen uns und unserer Lebenswelt ist die Folge.

Trotz der allgemeinen Beschleunigung geht uns manches nicht schnell genug. Wir stellen fest, dass vieles gleich bleibt und sich einige sehnlich herbeigewünschten Veränderungen nicht beschleunigen lassen. Ungeduld und das Gefühl des Nichtvorankommens sind die Folge. Diesen Zustand des »rasenden Stillstands« (Virilio 1992) erleben wir oft wie einen Alptraum, in dem wir uns schnell bewegen müssten, aber – trotz aller Anstrengung – nicht von der Stelle kommen.

Der Soziologe Hartmut Rosa zeigt auf die große Versuchung, die Beschleunigung für unser Leben bedeutet, und zwar gerade dann, wenn wir möglichst viele Aktivitäten in unsere begrenzte Lebenszeit hineinpacken wollen. »Das Leben in all seinen Zügen, seinen Höhen und Tiefen und seiner Komplexität auszukosten wird zum zentralen Streben des modernen Menschen. Wie sich schnell herausstellt, hat die Welt jedoch leider stets mehr zu bieten, als wir in der Spanne eines einzigen Lebens erfahren können. Die uns offenstehenden Optionen übersteigen stets die in einem individuellen Leben realisierbaren Optionen [...]. Die Beschleunigung des Lebenstempos erscheint daher als naheliegende Lösung dieses Problems [...]« (Rosa 2013, S. 39f.). Beschleunigung mag eine naheliegende Lösung sein, aber auf Dauer keine gute, denn sie steigert nur das Tempo, mit dem wir durchs Leben hetzen, um schließlich vor die Wand zu fahren.

Neben der Beschleunigung nehmen die Informations- und Bilderströme zu, was eine gesteigerte Zufuhr psychischer Erregung nach sich zieht (Safranski 2003). Zugleich schwinden unsere tatsächlichen Handlungsmöglichkeiten, so dass auf die Erregungszufuhr keine entsprechende Handlungsabfuhr erfolgt, was Anspannung und Angst nach sich ziehen kann (Safranski 2003). Gerade im zunehmend aufgeheizten geopolitischen Diskurs scheint die Erregungszufuhr eine immer größere Bedeutung zu erhalten, während die Handlungsabfuhr einen immer kleineren Stellenwert bekommt. Beispielsweise rief die Klimaaktivistin Greta Thunberg auf dem Weltwirtschaftsforum

2019 in Davos ihrem Publikum aufgeregt zu: »*I don't want you to be hopeful, I want you to panic!*« Ungeachtet der objektiv gegebenen Dringlichkeit ihres Anliegens kann diese Aussage als Panikmache im wörtlichen Sinne verstanden werden, bei der es der Rednerin in erster Linie um den zu erzielenden emotionalen Effekt und erst in zweiter Linie um eine sachbezogene Argumentation ging. Zugleich geraten Maßnahmen zur Abwendung der Klimakatastrophe ins Stocken, so dass Dringlichkeit in diesem Kontext ein Thema bleibt.

Dass die Folgen des Klimawandels ohne Zweifel eine erhebliche Belastung darstellen und sich negativ auf die psychische Gesundheit auswirken (Heinz et al. 2023; Walinski et al. 2023), darf an dieser Stelle erneut betont werden. Die Deutsche Gesellschaft für Psychiatrie und Psychotherapie, Psychosomatik und Nervenheilkunde (DGPPN) stellt zum Thema Klimawandel und psychische Gesundheit fest: »Der Klimawandel und die damit häufiger auftretenden Extremwetterereignisse wirken sich direkt negativ auf die psychische Gesundheit aus. Naturkatastrophen gehen insbesondere mit einem Anstieg von Depressionen, Angst- und Traumafolgestörungen einher. Indirekte Folgen des Klimawandels wie Nahrungsmittelknappheit, ökonomische Krisen, gewaltvolle Konflikte und unfreiwillige Migration stellen zusätzlich massive psychische Risiko- und Belastungsfaktoren dar« (DGPPN 2022, S. 3). Wir kommen also um ein zielgerichtetes Handeln in Bezug auf den Klimawandel nicht herum. Aber bei Aufforderungen zum Handeln kommt es auf die Art und Weise an, wie die Botschaft verbreitet wird, denn wie so oft macht auch hier der Ton die Musik.

Katastrophenszenarien können Angst auslösen. Sie sollten das wahrscheinlich auch tun, denn der einzelne Mensch, die Gesellschaft, ja der ganze Erdball samt der natürlichen Umwelt sind unmittelbar bedroht. Aber bei den Konsequenzen geht es um das richtige Maß, denn den dringend gebotenen Einschränkungen stehen die tatsächlich gegebenen Möglichkeiten entgegen, die nicht selten die sofortige Umsetzung geeigneter Maßnahmen verunmöglichen. Drohende Katastrophen haben nicht immer unmittelbare Auswirkungen auf den Einzelnen, so dass eine angemessene Reaktion auf Bedrohung eine gemäßigte Abwägung zwischen tatsächlicher Bedrohung und daraus gezogener Konsequenzen erfordert (Frankopan 2023).

Ariadne von Schirach erinnert uns an psychotisches Denken, wie es der Psychoanalytiker Jaques Lacan aufgefasst hat (von Schirach 2021, S. 94): Der Mensch kann in einer Psychose die Welt nicht symbolisch erfassen, sondern nur konkretistisch. Er kann nicht mehr sinnvoll handeln, denn er lebt in einer falschen, konkretistischen Gewissheit, die keinen Raum für metaphorisches Denken bietet. Der Mensch in einer Psychose kann das Reale in unserem Leben und Zusammenleben nicht mehr in Worte und Bilder fassen, er kann es nicht in Bedeutung und Sinn ausdrücken. Stattdessen wird es verdrängt und ausgestoßen, wodurch der Weltbezug gestört ist. Schließlich werden unangenehme Realitäten wie Krankheit, Abhängigkeit oder Tod verdrängt, denn sie können nicht auf einer Metaebene integriert werden.

Doch wie können wir angesichts dieser Verzerrungen des Denkens Abhilfe schaffen? Wo können wir Lösungen sehen? Wo lassen sich Auswege erkennen? Wir können innehalten, uns besinnen, nachdenken, uns fokussieren und auf diese Weise einen engeren Realitätsbezug herstellen. Es muss darum gehen, Schein und Sein voneinander zu unterscheiden. Der Philosoph Pierre Hadot meint, dass wir uns nicht der Paranoia, also dem Wahn, ausliefern sollten, sondern eine »Metanoia«, d. h. ein Umdenken oder eine Transformation, in Gang setzen sollten, die letztendlich zur Selbsttransformation führt (Hadot, 2011b, S. 185). So können wir Schritte unternehmen, um unser gestörtes Denken, Empfinden und Handeln zu »entstören« (Bock 2020). Es kommt darauf an, Veränderungen auf den Weg zu bringen, die unserer inneren und der äußeren Wirklichkeit gerecht werden, denn die globalisierte Welt bietet enorme Chancen für den Einzelnen und die Gesellschaft. Die sozialen Medien mit allen Möglichkeiten der weltweiten Kommunikation, offene Wissenssysteme wie beispielsweise Wikipedia, erhöhte kostenfreie Bildungschancen über Grenzen hinweg, oder die globale Vernetzung mit völlig neuen Formen der transkontinentalen Kooperation stellen eine vielversprechende Zukunft in Aussicht.

2 Die Krise des Einzelnen

> Dem jungen Mann geht es schlecht. Er fühlt sich überlastet und ist völlig erschöpft. Sein Leben scheint ihm immer mehr außer Kontrolle zu geraten, er funktioniert nur noch. Seine Lebenszeit scheint ihm durch die Finger zu rinnen. Was macht er mit seiner Zeit, was macht er mit seinem Leben? Was macht das Leben mit ihm? Steckt er in einer Sinnkrise? Ja, er steckt in einer Sinnkrise. Es geht weder vor noch zurück. Der junge Mann scheint festzusitzen. So kann es nicht weitergehen. Es muss sich etwas ändern, der junge Mann muss sich ändern. Aber wo soll er anfangen? Die Welt kann er nicht ändern, jedenfalls nicht von heute auf morgen und auf keinen Fall alleine. Also fängt er bei sich selbst an. Ihm geht es schlecht und ihm soll es besser gehen. Nach und nach bezieht er andere Menschen ein.

Täglich kommen Menschen zu mir in die Praxis und suchen Hilfe. Häufig haben sie sich im Kampf mit den Belastungen und Frustrationen des Alltags und ihrer Arbeit verausgabt, sind kraftlos und erschöpft. Viele sind verzweifelt und werden von Ängsten geplagt. Oft stelle ich bei ihnen eine Depression fest und begebe mich mit der betroffenen Person auf die Suche nach Möglichkeiten der Veränderung. Dann komme ich mir, wie gesagt, wie ein Vergil vor, der den entsetzten Dante durch die Kreise der Hölle begleitet, ihn aber schließlich wieder ans Licht führt. Die von einer Erschöpfung Betroffenen stehen meistens vor mehreren Fragen: Was ist mit mir los? Wo liegen die Schwierigkeiten? Woran muss ich arbeiten, um meine Situation zu verändern und mein Befinden zu verbessern? Doch meistens ist erst einmal kein Licht in Sicht und Antworten auf diese Fragen sind weit und breit nicht erkennbar.

Krisen stellen uns oft vor große Herausforderungen. Krisen bringen aber auch bisher nie dagewesene Chancen mit sich, zumal in einer globalisierten Welt. So werden dem Einzelnen beträchtliche Leistungen und eine hohe individuelle »Performance« abverlangt, einschließlich großer Flexibilität (Reckwitz 2017). Demensprechend groß sind auch die Belastungen, denen Menschen im Alltag ausgesetzt sind. Auch im Privatleben steigen die Anforderungen, die an uns gestellt werden und die wir an uns selbst stellen. Immer häufiger werden wir mit Frustrationen und Enttäuschungen konfrontiert. Wir kämpfen gegen die totale Erschöpfung und verausgaben uns dabei völlig. Keiner weiß, wie lange er oder sie noch durchhalten kann (Unger & Kleinschmidt 2014).

Manchmal stehen wir vor Anforderungen, denen wir uns einfach nicht gewachsen fühlen. Das kann soziale und ökonomische Abstiegsängste auslösen. Viele Menschen sehen angesichts der Belastungen keinen Weg nach vorne und wünschen sich frühere Zeiten zurück, in denen der Stress nicht so groß und das Leben vermeintlich einfacher war. Vor lauter Angst versuchen wir, alle denkbaren Risiken zu vermeiden, aber sie bemühen sich oft vergeblich. Die bisherigen Konzepte zur Lebensbewältigung tragen nicht mehr. Jeder spürt die Krise. Sie scheint die ganze Welt zu betreffen und alle über ihre Grenzen hinauszuführen. »Die Globalisierung hält offenbar kein Mensch aus« (Safranski 2003, S. 72).

Die moderne Persönlichkeitspsychologie geht davon aus, dass eine Reihe verschiedener, recht klar definierter Persönlichkeitsmerkmale die Gesamtpersönlichkeit des Einzelnen ausmachen. Der Psychologe Raymond Cattell hat Mitte des 20. Jahrhunderts im Rahmen seiner »lexikalischen Persönlichkeitsforschung« systematisch persönlichkeitsbezogene Eigenschaftswörter erhoben und anhand eines statistischen Verfahrens analysiert. Die Analyse ergab 16 grundlegende Persönlichkeitseigenschaften, die letztendlich eine Persönlichkeit bestimmen: Wärme (Wohlfühlen in Gesellschaft), logisches Schlussfolgern, emotionale Stabilität, Dominanz, Lebhaftigkeit, Regelbewusstsein (z.B. Moral), soziale Kompetenz (z.B. Kontaktfreude), Empfindsamkeit, Wachsamkeit (z.B. Misstrauen), Abgehobenheit (z.B. fehlende Realitätsnähe), Privatheit, Besorgtheit, Offenheit für

Veränderungen, Selbstgenügsamkeit, Perfektionismus und Anspannung (Cattell 1946).

Diese Theorie ist die Grundlage für das heute in der klinischen Psychologie und Persönlichkeitsdiagnostik oft angewandte »Fünf-Faktoren-Modell«, auch »*Big Five*« genannt, das von fünf klar definierten Persönlichkeitsdimensionen ausgeht (Asendorpf & Neyer 2012). Diese Persönlichkeitseigenschaften sind Offenheit, Gewissenhaftigkeit, Extraversion, Verträglichkeit und Neurotizismus, womit emotionale Instabilität gemeint ist. So hängt beispielsweise auch die Widerstandsfähigkeit gegenüber Belastungen eng mit der Persönlichkeit des Einzelnen zusammen. Abgesehen von dem Ausmaß und der Art der Belastung bestimmen nach dieser Theorie die genannten fünf Persönlichkeitseigenschaften ganz wesentlich unsere psychische Belastungsfähigkeit. Unsere Reaktion auf Belastungen hängt demnach davon ab, wie stabil wir in emotionaler Hinsicht sind, wie offen wir auf andere Menschen zugehen, in welchem Maße wir bereit sind, uns auf neue Erfahrungen einzulassen, wie gewissenhaft wir unsere Aufgaben erfüllen und wie verträglich wir im Umgang mit anderen Menschen sind.

Wir dürfen annehmen, dass jeder Mensch von sich aus erst einmal das Gute will. Jeder versucht, den Ansprüchen, die an ihn gestellt werden, gerecht zu werden. Jeder möchte durchhalten und seine Aufgabe erfüllen. Manch einer mag sich dabei wie Sisyphos vorkommen, der einem griechischen Mythos zufolge zur Strafe einen Felsbrocken unablässig einen Berg hinaufwälzen muss. Am Gipfel angelangt, verliert Sisyphos die Kontrolle über den Felsbrocken und muss zusehen, wie er kraft seines eigenen Gewichts wieder ins Tal zurückrollt. Sisyphos muss hinabsteigen und von dort unten den Felsbrocken erneut den Berg hinaufwälzen. »Sisyphos ist der absurde Held. [...] Seine Verachtung der Götter, sein Hass auf den Tod und sein leidenschaftlicher Lebenswille haben ihm die unsagbare Marter eingebracht, bei der sein ganzes Sein sich abmüht, ohne etwas zu vollenden« (Camus 2014, S. 142). Viele Menschen versuchen auf ähnliche Art und Weise trotz aller Rückschläge, im Alltag oder bei der Arbeit durchzuhalten, auch wenn sie sich immer wieder mit Frustrationen abmühen müssen. Der Philosoph Albert Camus meint, dass wir uns Sisyphos als einen glücklichen Menschen vorstellen sollten, weil er das absurde Schicksal zu seinem eigenen Glück umdeutet und Freude angesichts seiner geregelten Arbeit empfindet (Camus 2014, S. 145). Das kann man so sehen. Aber sicherlich sehen das viele Menschen anders, sofern sie sich nicht dem von der Gesellschaft vielfach geforderten Ehrgeiz völlig ergeben haben.

Das große Engagement der meisten Menschen wird jedoch oft übersehen. Fehlende Anerkennung kann Menschen in schwere Gratifikationskrisen führen, in denen die Motivation rapide abnimmt und die Belastungen des Alltags oder der Arbeit noch schwerer auszuhalten sind. Wir »kämpfen gegen dies und das, wissen aber nicht mehr, wofür« (Bock 2020, S. 110). Nicht selten führt das zu Kompensationsversuchen durch zusätzliches Engagement, das aber vergeblich ist und ins Leere läuft. Dann stellt sich ein Gefühl noch größerer Überforderung ein, unter der sich unser Denken und Empfinden verändert. Selbstzweifel machen sich breit, und Unsicherheit beeinträchtigt das Selbstwertgefühl. Die Nerven liegen blank, und nur ein wenig mehr an Belastung kann zur völligen Dekompensation führen (Bender et al. 2021). Der Absturz kommt spätestens dann, wenn die großen Erwartungen enttäuscht werden und die erhoffte Gratifikation ausbleibt. In einer solchen Situation scheint Undank unser einziger Lohn zu sein.

Wenn wir unter Stress stehen, neigen wir zur Katastrophisierung. Dann malen wir uns die Welt, uns selbst und unsere Zukunft in den dunkelsten Farben aus. Wir betrachten die Welt als höchst problematisch, verlieren unser Selbstvertrauen und haben keine Zuversicht in die Zukunft. Diese Art zu denken wird auch »Katastrophendenken« genannt (Bock 2020, S. 110). »Mit Katastrophendenken bewerten wir Neues immer zuerst unter dem Aspekt der größtmöglichen Gefahr, die daraus entstehen könnte« (Bock 2020, S. 110). Auf solches Denken ist Angst die naheliegende, natürliche und verständliche Reaktion. Doch wenn Angst sich breitmacht, nähert sich oft auch die Depression (Jaspers 1946, S. 325).

In solchen Situationen zweifeln nicht wenige Menschen an ihrer seelischen Gesundheit. »Bin ich verrückt?«, fragt sich Karo Herrmann in Sarah Kuttners Roman »Mängelexemplar« (Kuttner 2009, S. 246). Diese Menschen zweifeln zu Recht, denn in Überlastungssituationen ist unsere psychische Stabilität tatsächlich gefährdet. Aus Sicht der Betroffenen gibt es keinen Ausweg, zumindest ist er nicht leicht zu erkennen. Schnell macht sich ein Gefühl der Hilflosigkeit breit. Angst stellt sich ein, die sich bis hin zur Panik steigern kann. Der Betroffene fühlt sich schnell als Opfer seines Umfelds, aber auch als Opfer unklarer Machenschaften, die keinen eindeutigen Hintergrund haben. Von dem vagen Gefühl, ein Opfer zu sein, ist der Weg in die Wahnstimmung nicht weit. Dann sind scheinbar alle gegen mich eingestellt und unternehmen alles Mögliche, um mir Steine in den Weg zu legen oder Schaden zuzufügen. »Durch Katastrophendenken verlieren wir eine der wichtigsten menschlichen Fähigkeiten: nach vorne zu schauen, die Chancen zu sehen, stabil zu bleiben und kalkulierte Risiken einzugehen, wenn sich der Einsatz lohnt oder es einfach sein muss, um ein wirklich wichtiges Ziel zu erreichen« (Bock 2020, S. 111). Doch wie kommen wir aus der Katastrophisierung heraus, sollten wir einmal hineingeraten sein?

Die Frage nach Möglichkeiten, eine Situation zu entkatastrophisieren und eine Krise zu überwinden, hat mehrere Aspekte. Wichtig ist zunächst die Erkenntnis, dass es so nicht weitergehen kann – sonst geht es nicht mehr weiter. Wir erkennen, dass wir etwas ändern müssen (Sloterdijk 2009). Angesichts dieser Erkenntnis sollten wir unsere Not ernst nehmen und nicht versuchen, die Not wie einen ungelegenen Telefonanruf schnell wegzudrücken. Irgendwann spüren wir, dass die schonungslose Konfrontation mit unserer Situation unumgänglich ist. Dann müssen wir uns unseren Problemen stellen. Sonst verlieren wir die Fähigkeit, zuversichtlich in die Zukunft zu blicken, und unsere »visionäre Kraft« (Bock 2020, S. 110).

Die Konfrontation mit den Gründen für unsere Not ist zwar schmerzhaft, sie lohnt sich aber, weil wir dadurch die Chance haben, Wege aus der Krise zu finden und Veränderungen herbeizuführen. Wir können unsere Ängste, die unter Umständen schon wahnhafte

Züge haben, in realistische Sorge verwandeln, indem wir sie relativieren. Das bedeutet, dass wir unrealistische Ängste als solche erkennen und – trotz unserer Angst – überwinden. Dabei hilft uns die Zuversicht, dass wir in der Lage sind, eine realistische und tragfähige Zukunftsperspektive zu entwickeln. Wir können sicher sein, dass es einen möglichen Weg nach vorne gibt (Bucay 2016).

Was können wir tun?

> **Sich die Erschöpfung eingestehen**
> Wir können ehrlich mit uns selbst sein und zugeben, dass wir erschöpft sind. Jeder Mensch ist manchmal müde und braucht Zeit, um sich zu erholen.
>
> **Grenzen der Belastbarkeit akzeptieren**
> Wir können unsere Grenzen testen, um herauszufinden, wo unsere psychische und körperliche Belastbarkeit endet. Wir können uns unserer Grenzen bewusst werden und lernen, sie zu akzeptieren.
>
> **Negative Gedanken unterbrechen**
> Wir können unsere negativen Gedanken ganz bewusst unterbrechen und unsere Gedanken auf etwas völlig anderes lenken. Auf diese Weise können wir unser Denken positiv beeinflussen.
>
> **Die Außenwelt bewusst wahrnehmen**
> Wir können uns bewusst vor Augen führen, was um uns herum passiert. Wenn uns klar ist, in welcher Situation wir uns gerade befinden, können wir angemessen auf die jeweilige Lage reagieren.

Was kann das im Einzelfall bedeuten?

Eine Frau mit Ängsten vertraut auf sich
Eine 32 Jahre alte Lehrerin leidet unter hypochondrischen Ängsten. Jede auch noch so kleine körperliche Missempfindung nimmt

sie als Symptom oder Vorboten einer schweren Erkrankung wahr. Daher betreibt sie einen erheblichen Aufwand mit der Organisation verschiedener Untersuchungstermine und verbringt viel Zeit bei Ärzten, Physiotherapeuten und Heilpraktikern. Dass keine nennenswerten Krankheiten diagnostiziert werden, entlastet die Frau nicht. Sie führt die vergebliche Suche nach richtigen Diagnosen auf die mangelnde Sorgfalt der von ihr konsultierten Experten zurück. Nach einiger Zeit beschließt die Frau, umzudenken und mehr Vertrauen in sich und ihren Körper zu setzen. Sie löst sich immer mehr von ihren Ängsten und verschafft sich dadurch viel mehr Freiraum, um am eigentlichen Leben teilzunehmen.

2.1 Wie soll ich das alles aushalten?

Das Leben in der globalisierten Welt bringt generell viel Stress mit sich. Gerade auch im Arbeitskontext stehen wir oft unter besonders hoher Belastung, die schnell zur Überlastung werden kann (Bauer 2013; Bender et al. 2021). Das kann gravierende Folgen für den einzelnen Menschen haben, von einem vorübergehenden Stimmungsknick oder einer zeitweiligen Niedergeschlagenheit bis hin zur regelrechten Erschöpfungsdepression (Ehrenberg 2008). Bei der Depression sind die Emotionen als »umfassende körperlich-psychische Gestimmtheiten oder Befindlichkeiten« (Ciompi 2005, S. 66) betroffen und damit der gesamte menschliche Organismus. Entsprechend vielfältig sind die Symptome einer Depression, wenn sie sich bemerkbar macht (Jaspers 1946; Scharfetter 1993).

Die vielen Stressfaktoren des täglichen Lebens können extrem belastend sein und uns nicht nur im beruflichen Kontext überfordern. »Heute sind viele von diffusen Ängsten geplagt, Angst zu versagen, Angst zu scheitern, Angst, abgehängt zu werden, Angst, einen Fehler zu machen oder eine falsche Entscheidung zu treffen, Angst, den eigenen Ansprüchen nicht zu genügen« (Han 2016, S. 45). Als unmittelbare Reaktion auf diese Angst neigen wir dazu, an starren Regeln festzuhalten (Bock 2020). Diese starren Regeln sind oft ein Resultat unserer eigenen Überzeugungen oder Glaubenssätze, die wir im Laufe unseres Lebens übernommen und verinnerlicht haben. Sie stecken tief in uns und stehen nicht zur Disposition, denn sie helfen uns, auch unter großem Druck weiter zu funktionieren. »Ist Leben Überleben, dann muss man die Regeln kennen und sich tunlichst daran halten« (Bock 2020, S. 121). So reißen wir uns zusammen und kämpfen um unsere psychische Existenz.

Der Versuch, allen Ansprüchen, die an uns herangetragen werden, sowie allen selbstgestellten Ansprüchen gerecht zu werden, zehrt uns auf die Dauer aus. Das Resultat ist eine emotionale Dünnhäutigkeit, erhöhte Reizbarkeit und eine Verschlechterung der Stimmung. Durch eigene stressverstärkende Überzeugungen (z. B. »Ich muss jetzt durchhalten, komme, was wolle!«) machen wir alles nur noch schlimmer. In scheinbar ausweglosen Situationen greifen Überlebensmechanismen aus einer früheren Entwicklungsstufe des Menschen, nämlich Kampf, Flucht oder Erstarren. Diese alten Überlebensmechanismen sind in unserem Leben in der heutigen Zeit aber in hohem Maße dysfunktional, so dass sie uns nicht weiterhelfen. Wenn Angst in Panik umschlägt, sind wir erst recht handlungsunfähig. So drehen wir uns im Kreis und landen schließlich in einer Abwärtsspirale, an deren Ende die völlige Verausgabung und totale Erschöpfung steht. Spätestens dann müssen wir die Reißleine ziehen und uns auf unsere eigenen Möglichkeiten besinnen, damit wir aus unserer Not einen Ausweg finden (Unger & Kleinschmidt 2014).

In Belastungssituationen sind wir sehr empfindlich oder sogar überempfindlich für das, was um uns herum geschieht. Wir reagieren besonders sensibel auf das, was in unserer Umgebung gesagt und getan wird (Flaßpöhler 2021). Wenn wir zu der Überzeugung kommen, versagt zu haben, kann sich ein Gefühl tiefer Scham oder Beschämung auf quälende Weise bemerkbar machen. Wir sind dünnhäutig und leicht kränkbar (Kipp et al. 2012). Manche Kränkungen ziehen sehr heftige Reaktionen nach sich, auch wenn die Kränkung auf den ersten Blick als nicht besonders gravierend erscheint. Doch oft trügt der Schein und die Verletzung sitzt tief. »Die winzigsten und kleinlichsten Kränkungen sind die beißendsten« (Montaigne 1953, S. 749), ganz besonders im Falle eines »krankhaft empfindlichen Selbstgefühl[s]« (Schopenhauer 1991, S. 67). Unser Selbstwertgefühl ist beeinträchtigt und wir haben das Gefühl zu versagen. Das wirkt sich auf unsere Stimmung aus. Wir sind niedergeschlagen und unsere Stimmung befindet sich im freien Fall. Manche Menschen beziehen die aussichtslos erscheinende Situation auf sich und sehen sich im Mittelpunkt ihres Desasters. Vor diesem Hintergrund können sich Schuldgefühle entwickeln, die allerdings die ohnehin gedrückte Stimmungslage nur noch schlimmer machen. Wenn Hoffnungslosigkeit und Verzweiflung sich breitmachen, ist es nur ein kleiner Schritt bis zur regelrechten Depression (Ehrenberg 2008).

Empfindliche Menschen neigen zu besonders heftigen Reaktionen, wenn sie sich getroffen und in ihrer Sensibilität verletzt fühlen (Flaßpöhler 2021). Das kann ein Grund für die große Empörung sein, die viele Menschen an den Tag legen, wenn sie übersehen werden, sich als zurückgesetzt wahrnehmen oder sich als benachteiligt erleben (Fourest 2020). Die erhöhte Bereitschaft zur Empörung zeigt uns, dass wir nicht mehr bereit sind, unsere gegenwärtige Situation weiter hinzunehmen. Das führt zu einer zunehmenden Skandalisierung gesellschaftlicher und politischer Diskurse, die unter immer heftiger ausfallender Rhetorik und immer schriller tönenden Äußerungen gesellschaftlich und medial ausgetragen werden – mit schwerwiegenden Folgen für die weltweite Diskussionskultur (Nida-Rümelin 2023).

Bei näherer Betrachtung erweist sich die Empörung allerdings oft als dysfunktional, besonders wenn sie mit einem moralisierenden Ton unterlegt ist. Das Reden über die Regeln des Redens entwickeln sich immer mehr zu einem »Metadiskurs«, bei dem immer weniger der Inhalt des Gesagten eine Rolle spielt, sondern immer stärker die Art und Weise, *wie* etwas gesagt wird, in den Fokus der Aufmerksamkeit rückt. So entstehen ideologische Diskussionen, die ergebnislos verlaufen und die Beteiligten in keiner Weise weiterbringen (Grau 2017). Stattdessen verausgaben wir uns immer weiter und verlieren dadurch die Energie, die uns für die Verfolgung wirklich wichtiger Ziele schließlich fehlt.

Doch wie kommen wir aus dieser Lage heraus? Wie können wir unsere Verzweiflung überwinden und uns konstruktiv erneut in Bewegung setzen? Wir können schauen, was die Krise ausmacht und welche Lösungen sich realistischerweise anbieten. Wir können über unsere Situation nachdenken und uns Auswege aus der Not einfallen lassen. »Nachdenken heißt, gegen den Zeitgeist Einspruch erheben« (Andrick 2022, S. 19). Das bedeutet, dass wir auch unkonventionelle Möglichkeiten in Erwägung ziehen sollten. An dieser Stelle ist Phantasie gefragt. Wir können mehr oder weniger vehement Veränderungen einfordern. Doch wenn wir überlastet sind, sollten wir zunächst eine rasche Entlastung herbeiführen, um uns in die Lage zu versetzen, gegen die überlastende Situation vorzugehen. Aber irgendwann ist ein Wandel erforderlich. Wir müssen uns fundamental transformieren, wenn wir auf Dauer aus der Überlastung herauskommen wollen. Allerdings müssen wir dafür alte Sicherheiten aufgeben und bestimmte Risiken eingehen.

Was können wir noch für uns tun? Wir können die Kränkungen, die uns widerfahren sind, im Rückblick reflektieren und möglichst relativieren. Das sollte uns in die Lage versetzen, die Kränkung zu überwinden und widerstandsfähiger im Hinblick auf die nächste Kränkung zu werden. Wir können daran arbeiten, erlittene Zurücksetzungen oder Beschämungen zu verkraften. Wir können unsere Scham für vermeintliches Versagen überwinden und neuen Mut schöpfen. Wir können uns von inneren und äußeren Zwängen befreien und uns von starren Regeln lösen, denn sie nehmen uns die Freiheit und hemmen unsere Kreativität. Wir können dazu beitragen, unsere Stimmung zu verbessern, indem wir unseren Blick auf die positiven Aspekte einer Situation lenken. Wir können alles, was wir für unsere Selbstsorge tun, würdigen. Wir können die Zuversicht nähren, dass es uns irgendwann wieder besser gehen wird. Die Hoffnung auf Besserung sollten wir unter keinen Umständen aufgeben.

Was können wir tun?

Sich auf sich selbst konzentrieren
Wir sind für unser Leben verantwortlich, wir tragen die Konsequenzen für unser Handeln. Wenn wir unsicher sind, was wir tun oder lassen sollen, sollten wir uns auf uns selbst konzentrieren und überlegen, was wir wirklich wollen.

Die positive Seite sehen
Wir können uns bewusst darum bemühen, die positive Seite einer schwierigen Situation zu sehen. Die meisten Situationen sind weder ganz gut noch ganz schlecht, vielmehr ist unsere Bewertung entscheidend für unsere Sichtweise.

Probleme genau in den Blick nehmen
Wir können unsere Probleme genau in den Blick nehmen und mehrere Lösungsmöglichkeiten entwickeln. Wir können die Vor- und Nachteile jeder Option berücksichtigen und am Ende die aussichtsreiche Lösung ausprobieren.

Auf andere zugehen
Wir können auf andere Menschen zugehen und ihnen gegenüber offen und ehrlich sein. Dann sollten wir allerdings eventuell auftretende Differenzen nicht zu persönlich nehmen.

Was kann das im Einzelfall bedeuten?

Eine Juristin begibt sich in Behandlung
Eine 35 Jahre alte Juristin arbeitet in einer großen Anwaltskanzlei. Dort bekommt sie nur wenig Anerkennung, obwohl sie sich in der Kanzlei völlig verausgabt. Ihre Stimmung wird von Woche zu Woche schlechter, was die Juristin durch noch mehr Arbeit zu kompensieren versucht. Sie hat keinen Partner und nur eine einzige Freundin, so dass sie immer mehr Zeit in der Kanzlei ver-

bringt. Trotzdem hat sie das Gefühl, dass sie zu wenig leistet und sich noch mehr anstrengen muss. Abends sitzt sie alleine in ihrer Wohnung und weint, nachts kann sie nicht schlafen. Die besorgte Mutter begleitet die Juristin zu einem Psychiater, der sie wegen einer Erschöpfungsdepression krankschreibt und die stationäre Behandlung in einer Klinik veranlasst. Die Juristin ist einverstanden und sagt, dass sie auf keinen Fall ohne Hilfe hätte weitermachen können.

2.2 Einen anderen Weg einschlagen

Überlastung löst Stress aus und beeinträchtigt unsere körperliche sowie psychische Gesundheit. »Druck macht krank« (Bock 2020, S. 114). Aber woher kommt der Druck? Wie entsteht er? »Er ist nicht einfach da. Wir stellen ihn mental her und geben ihn auch an andere weiter« (Bock 2020, S. 114). Quelle dieses Drucks ist meistens unser eigener Perfektionismus, der wiederum nicht selten von unserem labilen Selbstwertgefühl herrührt. Um das Gefühl der Unzulänglichkeit zu kompensieren, sind wir bestrebt, immer alles sehr gut zu machen, wenn nicht perfekt. So landen wir in der Leistungsfalle, aus der wir nur schwer wieder herauskommen.

Dieser übermäßige Selbstanspruch, aber auch die hohen Ansprüche, die wir an andere herantragen, führen schließlich zur Überlastung. »Druck ist ein wirksames Mittel, um sich selbst und andere zum Funktionieren zu bringen. Wir alle beherrschen es gut und wenden es meist zuerst bei uns selbst an. Wir verlieren damit etwas ganz und gar Wesentliches: unser natürliches Gefühl für unsere eigenen Ressourcen und Timings« (Bock 2020, S. 114). »Sei Perfekt!« lautet die entsprechende innere Überzeugung, die weit verbreitet ist und viele Menschen früher oder später in die Erschöpfung führt. Denn zu hoch gesteckte Ziele führen fast zwangsläufig zum Scheitern. So konstruieren wir unsere Misserfolge und inszenieren unseren Untergang.

»Druck ist [...] zu einem internalisierten Lebensgefühl geworden« (Bock 2020, S. 115). Trotzdem spüren viele Menschen, die unter Druck stehen und am Rande der Erschöpfung sind, einen Wunsch nach Veränderung. Sie sagen sich: »So kann es nicht weitergehen. Du musst etwas ändern!« Wenn wir die Belastung nicht mehr aushalten (oder aushalten möchten), ist die Einsicht nicht fern, dass wir einen anderen Weg gehen sollten. Aber welchen Weg wir einschlagen sollen, ist selten von Anfang an klar. Zunächst hilft schnelle Entlastung von dem Druck. Allerdings können uns entlastende Zukunftsphantasien (so schön sie seien mögen) schnell in Konflikte stürzen, spätestens dann, wenn wir auf den Widerstand anderer Menschen stoßen, weil unsere Vorstellungen ihren Interessen zuwiderlaufen. Einen eigenen Weg einzuschlagen und diesen Weg konsequent weiterzugehen erfordert Mut und Entschlossenheit. Der Wunsch nach Veränderung sollte uns die erforderliche Energie geben, uns selbst und unser Leben zu transformieren.

Das Leben in der globalisierten Welt fordert einen hohen emotionalen Preis. Wenn wir nicht bereit sind, den Preis zu zahlen, und nicht so weitermachen wollen wie bisher, sollten wir einen anderen Weg einschlagen. Die entscheidende Frage aber lautet: Wie finde ich einen gangbaren Weg aus der scheinbar ausweglosen Lage? Es kann hilfreich sein, bei der Suche nach einem guten Weg innezuhalten und sich eine Zeit lang zurückzunehmen und nachzudenken, um dann in eine aussichtsreiche Zukunft weiterzugehen. Bei diesem Vorgehen treten wir gewissermaßen heraus aus dem Strom, in dem wir gerade schwimmen, um uns nach einer Phase selbstsorgsamer Vergewisserung wieder in die Fluten zu begeben und weiterzuschwimmen (Sloterdijk 2009).

Manchmal stoßen wir auf Blockaden, die uns am Denken oder Handeln hindern. Das erschwert das Entdecken und Beschreiten neuer Wege. Dann stehen wir vor der Frage, wie wir die Blockade überwinden können. Manchmal stehen wir auch vor Übergängen, die wir hinter uns lassen müssen, um unsere Situation zu verbessern. Das kann sich wie das Überqueren einer schmalen Brücke ohne Geländer anfühlen. Manche Übergänge sind einfach riskant und erfordern

2.2 Einen anderen Weg einschlagen

unseren ganzen Mut. Dann stellt sich Frage: Wie komme ich hinüber auf die andere Seite? Manchmal müssen wir selbst die Brücke bauen, die wir überqueren möchten. Doch im Brückenbauen ist der Mensch glücklicherweise geübt (Sloterdijk 2009).

Beim Einschlagen eines anderen Weges verändert sich oft unser Denken und Empfinden. Manchmal haben wir ein mulmiges Gefühl oder stehen unter Anspannung und Druck, bevor wir uns entschließen, einen anderen Weg zu gehen. Manchmal besteht ein Gefühl der Enge, das der Philosoph Hermann Schmitz als »Engung« bezeichnet (Schmitz 1992). Dazu kommt häufig die Befürchtung, unter der Last, die wir gerade tragen, zusammenzubrechen. Doch wir sollten nicht gleich nachgeben. In solchen Situationen mobilisieren wir Energie, die wir nicht zu haben glaubten. Wenn aber doch ein Zusammenbruch droht, sollten wir schnell etwas unternehmen, um die Katastrophe abzuwenden. Dann ist die Frage, ob ich die Kraft habe, mich aufzulehnen und die erforderlichen Veränderungen einzuleiten. Wenn ich die Kraft habe, kann ich aktiv werden, wenn nicht, muss ich schauen, woher ich Hilfe hole.

Wenn wir einen anderen Weg einschlagen möchten, haben wir meistens verschiedene Möglichkeiten. Wir können Konsequenzen aus der drohenden Überlastung oder Erschöpfung ziehen, denn unsere körperliche und psychische Gesundheit steht auf dem Spiel. Wir können innehalten und uns auf unsere Möglichkeiten besinnen. Wir können über mögliche Wege aus der schwierigen Lage nachdenken. »Nachdenken ist die Selbstbehauptung des Geistes gegen die Gewohnheit« (Andrick 2022, S. 19). Wir können für Entspannung sorgen und Entlastung von dem Druck suchen. Wir können uns Gehör verschaffen und unseren Wunsch nach Veränderung äußern. Manchmal müssen wir aber den Weg der Auflehnung und des Protests wählen. Der Philosoph Albert Camus meint, dass die Revolte eine der wesentlichen Dimensionen des Menschen sei: »Sie ist unsere historische Wirklichkeit. Wenn wir vor der Wirklichkeit nicht einfach fliehen wollen, müssen wir in ihr unsere Werte finden« (Camus 2011, S. 37). Nicht selten sieht das Gras auf der anderen Seite des Zauns nicht nur grüner aus, sondern ist es auch. Dann wäre es gut, auf der anderen

Seite zu sein. Aber wie komme ich über den Zaun? Habe ich durch Revolte oder durch List bessere Chancen? Vielleicht fehlt mir nur eine Leiter.

Manchmal ist bei unserer Suche nach Auswegen aus schwierigen Situationen eine List erforderlich (▶ Abb. 3). Das ist besonders dann der Fall, wenn wir mit einer überwältigenden Machtfülle konfrontiert sind, die uns keine andere Möglichkeit als die Intrige erlaubt (von Matt 2006). Je größer die Bedrängnis, desto verlockender ist die List. So konnte sich beispielsweise Odysseus aus einer scheinbar aussichtslosen Lage in der Höhle des Zyklopen Polyphem befreien und unbeschadet entkommen. Polyphems wütende Versuche, ihm Felsbrocken hinterherzuwerfen, liefen glücklicherweise ins Leere (Homer 1984).

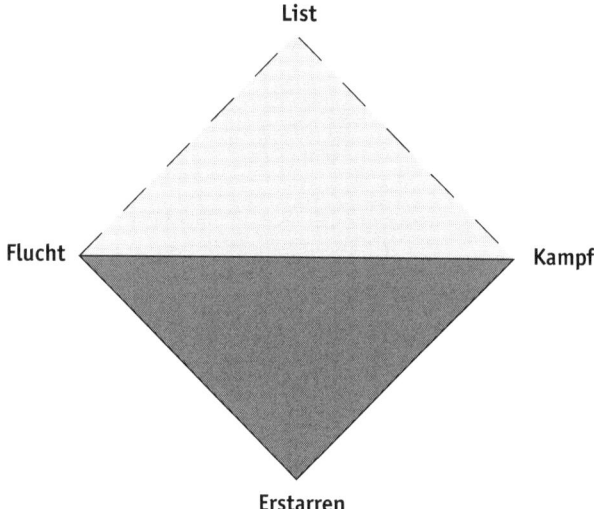

Abb. 3: Schematische Darstellung der drei entwicklungsgeschichtlich »alten« Möglichkeiten, auf eine gegebene oder drohende Gefahr zu reagieren (Flucht, Kampf, Erstarren), ergänzt um die List als entwicklungsgeschichtlich »junge« Möglichkeit, einer Gefahr zu begegnen und dabei die drei älteren Reaktionsmöglichkeiten zu transzendieren.

Auch der Essayist Michel de Montaigne kennt Situationen, in denen Betrug oder Intrige ein möglicher Weg nach vorne ist: »Ich will der Betrügerei nicht ihren Rang bestreiten, das hieße, sich schlecht auf die Welt zu verstehen; ich weiß, daß sie oft nützliche Dienste geleistet hat und daß sie den größten Teil der menschlichen Verrichtungen ernährt und erhält. Es gibt rechtmäßige Missetaten, wie es manche teils gute, teils entschuldbare Taten gibt, die unter Strafe stehen« (Montaigne 1953, S. 614). Im Vergleich zu Flucht, Kampf und Erstarrung stellt die List eine überlegene Strategie zur Lösung scheinbar unlösbarer Schwierigkeiten dar. So gesehen könnte man die List im wörtlichen Sinn als »Subversion von oben« bezeichnen (Sloterdijk 2009, S. 198). Manchmal gibt es einfach keine andere Möglichkeit. Keine Option zu haben ist keine Option.

Bei der Suche nach neuen Wegen können wir den Blick heben und dem Gefühl innerer und äußerer Weite Raum geben. Der Philosoph Hermann Schmitz spricht in diesem Zusammenhang von »Weitung« (Schmitz 1992). Wir können auf unsere Eigenständigkeit (Autonomie) vertrauen und daran arbeiten, diese zu erweitern. Was kann ich noch tun? Ich kann alle meine Energie in das Beschreiten des Weges legen, den ich gewählt habe. Es liegt an mir, diesen Weg zu gehen. Aber die Brücke! Wie komme ich über die Brücke? Mit dieser Frage setze ich mich auseinander, wenn ich die Brücke erreicht habe.

Was können wir tun?

Auf die Umgebung achten
Wir können aufmerksam sein und auf unsere Umgebung achten. Das trifft ganz besonders auf die Menschen zu, denen wir begegnen.

Ziele selbst festlegen
Wir können unsere Ziele selbst festlegen. Dabei können wir unsere Schwächen sehen und Wege finden, so mit ihnen umzugehen, dass wir trotzdem (oder gerade deshalb) unsere Ziele erreichen.

Extreme in der Kommunikation vermeiden
Wir können Extreme in der Kommunikation und Interaktion mit anderen Menschen vermeiden. Wir können anderen dabei helfen, ihre Position zu verändern, indem wir die Bereitschaft zeigen, unsere Position ebenfalls zu ändern.

Klar im Umgang mit anderen sein
Wir können selbstbewusst und klar im Umgang mit anderen Menschen sein. Bestimmt aufzutreten bedeutet allerdings nicht, unfreundlich, rücksichtslos oder egoistisch zu sein.

Was kann das im Einzelfall bedeuten?

Eine Politikerin zieht es nach Berlin
Eine 48 Jahre alte Lokalpolitikerin wird in den Bundestag gewählt und muss mehrere Tage pro Woche in Berlin verbringen. Ihr Ehemann lebt weiterhin an dem bisherigen gemeinsamen Wohnort in einer mittelgroßen Stadt in Norddeutschland, da er seine Stelle als Ingenieur nicht aufgeben möchte und als Segler das Freizeitangebot an der Küste sehr schätzt. Die Ehepartner sprechen ernsthaft und offen miteinander über die sich abzeichnenden Veränderungen ihres jeweiligen Alltags, mit sehr viel weniger gemeinsam verbrachter Zeit. Beide sehen die anstehende Veränderung jedoch als Chance, dem Leben eine neue, interessante Wendung zu geben, die sie beide genießen können und von der sie beide profitieren. Daher gehen sie mit Zuversicht das Wagnis des einstweiligen Getrenntlebens ein. Droht die Situation in eine Schieflage zu geraten, können die Ehepartner an ihrer Situation jederzeit etwas ändern.

3 Für sich sorgen

> Dem jungen Mann geht es immer noch nicht besser, auch nachdem er begriffen hat, dass sich vieles in seinem Leben ändern muss. Aber was kann er ändern, was möchte er ändern? Er spürt, dass es um ihn geht, um seine Zukunft, um sein Wohl. Bisher hat er sich immer um die Interessen der anderen gekümmert und versucht, ihren Erwartungen zu entsprechen. Dabei hat er seine eigenen Interessen und Bedürfnisse vernachlässigt. Ja, er hat seine eigenen Bedürfnisse noch nicht einmal gespürt. Aber jetzt, angesichts der großen emotionalen Schmerzen, die er erleidet und derer er sich gerade bewusst wird, erkennt er, dass er sich dringend um das eigene Wohlbefinden kümmern muss, wenn er nicht sang- und klanglos untergehen will. Das erfordert Selbstsorge, das heißt, einen wohlwollen Umgang mit sich selbst zu pflegen und auf sich zu achten.

Mangelnde Selbstsorge, Vernachlässigung oder Flucht vor sich selbst sind häufige Gründe dafür, dass es uns schlecht geht. Oft kommen wir eher den Wünschen und Erwartungen anderer nach, als dass wir uns um unsere eigenen Bedürfnisse kümmern. Dabei verausgaben wir uns für andere und vernachlässigen uns selbst. Viel zu selten stellen wir uns die Frage: Sorge ich wirklich gut für mich? Oder könnte ich fürsorglicher mit mir umgehen? Habe ich mich für andere überanstrengt und dabei meine eigenen Wünsche und Bedürfnisse zurückgestellt?

Auf Hilfe können wir lange warten, wenn wir in Bedrängnis geraten. Letztendlich müssen wir Verantwortung für uns übernehmen und uns selbst helfen. Es geht schließlich um unsere Existenz und unsere Zukunft. Wir müssen uns – wenigstens ein wenig – entlasten und eine Zukunftsperspektive entwickeln, die unseren Vorstellungen entspricht. Dazu müssen wir fürsorglich mit uns umgehen und uns auf das konzentrieren, was uns wirklich am Herzen liegt (Schmid 1991; Schmid 2007). Entfremdungsprophylaxe ist gefragt.

Wenn wir keine gute Selbstsorge betreiben, kann unsere Selbstwahrnehmung gestört sein. Dann verlieren wir den Kontakt zu uns selbst. Wir können den Eindruck bekommen, dass sich unsere Grenzen allmählich auflösen. Es vermengen sich innen und außen, so dass wir beides nicht mehr auseinanderhalten können. Wahnhafte Vorstellungen können nun Eingang in unser Denken und Empfinden erhalten. Wir können den Kontakt zur Realität gänzlich verlieren und im Wahn vollkommen aufgehen. Eine solche Befindlichkeit schließt Offenheit und Gelassenheit natürlich aus. Dann ist gute Selbstsorge kaum noch möglich.

Wenn wir uns mit anderen vergleichen, haben wir nicht selten das Gefühl, dass wir im Hintertreffen sind, denn wir neigen dazu, »alles einem rigiden Bewertungsraster zu unterziehen« (Bock 2020, S. 111). Vergleiche stellen wir oft zu unserem eigenen Nachteil an. Das kratzt an unserem Selbstbewusstsein und stellt unsere Individualität in Frage. Unentwegt werden wir dazu aufgefordert, alles zu bewerten und miteinander zu vergleichen, aber wir »untergraben mit Bewertungsdenken das, was menschliche Gesellschaften stark macht: Augenhöhe, Respekt, echte Solidarität und einen erwachsenen Umgang miteinander« (Bock 2020, S. 113). »Das gefällt mir!« – »Das gefällt mir nicht!« Dieses dichotome Bewertungsdenken »lässt uns nie zufrieden sein, niemals ankommen, niemals das Leben gelassen und souverän anpacken« (Bock 2020, S. 111).

Welche Möglichkeiten haben wir, uns zu schützen, statt uns für andere zu verausgaben? Diese Frage ist entscheidend für die Sorge um sich. Der Philosoph Michel Foucault erinnert uns an eine Maxime aus der Antike, die in unserer immer verrückter werdenden Welt wieder relevant geworden ist: *epiméleia heautoû*, was auf Griechisch »Selbstsorge«, »Sorge um sich« oder »Kultur seiner selbst« bedeutet (Foucault 1989, S. 62 ff.). Dabei bezieht sich Foucault auf eine Tradition, die unter anderem auf die Philosophen Sokrates, Epikur, Epiktet und Seneca zurückgeht und über lange Zeit die gängige Lebensphilosophie bestimmt hat.

3 Für sich sorgen

Bei guter Selbstsorge geht es darum, ganz im Sinne von Sokrates und Epiktet (bezogen auf die Antike) sowie im Sinne von Hadot und Foucault (bezogen auf die Moderne) praktische Lebensphilosophie zu betreiben. Das bedeutet, dass wir Antworten auf die Frage finden, wie wir leben wollen (Bieri 2012). Für den Philosophen Peter Sloterdijk ist Sorge um sich das »Handwerk des Lebens« (Sloterdijk 2009, S. 473), während der Philosoph Michael Andrick praktische Philosophie mit Selbstsorge gleichsetzt: »Philosophieren heißt, bewusst daran zu arbeiten, der Mensch zu werden, der wir für uns selbst und andere sein wollen« (Andrick 2022, S. 28 f.). Fangen wir also mit dem Philosophieren und damit mit der Selbstsorge an.

Introspektion und Selbstreflexion sind die naheliegendsten Wege, um zu sich selbst zu kommen (Schmid 2007). »Alles beginnt mit aufklärendem Nachdenken, mit Wissenwollen, was eigentlich mit uns ist. Dann können wir fragen, was werden soll, und unser Leben beginnen« (Andrick 2022, S. 198). Letztendlich geht es darum, einen möglichst engen Realitätsbezug herzustellen, zu sich selbst und zur Welt. »Nur in dem Bewusstsein, als ein Selbst in der Wirklichkeit zu sein, können wir eigentlich leben; denn Leben ist die Arbeit an uns selbst im Lichte unserer Erfahrung« (Andrick 2022, S. 120). Das setzt Offenheit und Zuversicht voraus.

Wenn wir unsere Selbstsorge ernst nehmen, müssen wir einen Zugang zu uns selbst finden. Das geschieht mittels Selbstwahrnehmung und Selbstreflexion. Dabei stehen wir vor mehreren Fragen: Wie geht es mir eigentlich? Wie ist meine Stimmung? Gehe ich sorgsam mit mir um? Oder verlange ich manchmal zu viel von mir? Oft ist es hilfreich, seinen Perfektionismus zu reduzieren (▶ Abb. 4). Dann verändern sich auch die Bewertungskriterien in Bezug auf uns selbst und unsere gegenwärtige Lebenswelt. »Gut genug« ist das neue »sehr gut«!

Doch sollten wir unsere Zeit nicht mit endlosem Nachdenken verschwenden. Leben bedeutet, seinen Elfenbeinturm zu verlassen und in die Welt hinauszutreten. »Weniger denken, mehr leben!«, könnte die Maxime lauten. Ein befreundeter Philosoph hat mir einmal von einer schweren psychischen Krise erzählt, aus der er sich

3 Für sich sorgen

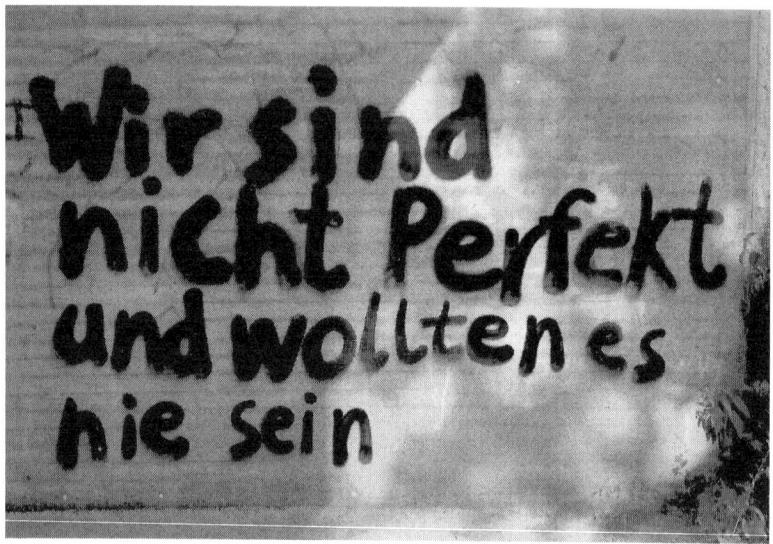

Abb. 4: *Wir sind nicht Perfekt und wollten es nie sein.* Graffiti am Betonpfeiler einer Überführung. Es ist hilfreich, seinen Perfektionismus zu reduzieren, um sich bei der Verfolgung seiner Ziele nicht zu verausgaben.

(unter anderem auch mit psychiatrisch-psychotherapeutischer Hilfe) mühsam herausgearbeitet hat. Das Denken habe ihn »verrückt« gemacht, daher habe er sich zum Ziel gesetzt, sich »aus dem Denken herauszudenken«. Das ist ihm glücklicherweise gut gelungen, und sein Zustand hat sich im Laufe der Zeit normalisiert.

Manchmal sollten wir uns klar abgrenzen und bestimmte Probleme nicht zu nah an uns heranlassen, nicht zuletzt um uns selbst zu schützen. So kann in akuten Krisen eine kurzfristige Entlastung hilfreich sein. Auf die Dauer sollten wir aber eine langfristige, tragfähige Perspektive entwickeln. Einen anderen Weg einzuschlagen kann möglicherweise heißen, einen Weg zu sich selbst zu finden. Oder einen Weg zu jemand anderem. Oder einen Weg hinaus in die Welt. Es bedeutet aber sicherlich auch, einen Weg in die Zukunft zu eröffnen, indem man sich beispielsweise ein eigenes »Biotop« oder eine »Oase« schafft, in der man sich einrichten kann und in der es sich auf Dauer leben lässt. Wandel zugunsten unseres Wohlbefindens ist ein wichtiger Aspekt der Selbstsorge. Selbsttransformation *(áskēsis)* bedeutet Arbeit an sich selbst. Das geht allerdings nicht von heute auf morgen. »Dazu bedarf es Zeit« (Foucault 1989, S. 70). Diese Zeit sollten wir uns nehmen.

Was können wir tun?

Innehalten
Wir können einen Moment innehalten und uns Zeit für uns selbst nehmen. Wir können Momente der Ruhe als Quelle der Kraft wahrnehmen und dadurch unser Wohlgefühl steigern.

Unseren Perfektionismus reduzieren
Wir können uns mit Lösungen zufriedengeben, die vielleicht nicht perfekt, aber für uns gut genug sind. Wir können unseren Perfektionismus reduzieren und bereit sein, mit mittelmäßigen Ergebnissen zufrieden zu sein.

Um Hilfe bitten
Wenn wir alleine nicht mehr weiterkommen, können wir unsere Angehörigen oder Freunde um Unterstützung bitten. Es gibt keinen Grund, sich schlecht zu fühlen, wenn man um Hilfe bittet.

Positive Beziehungen unterhalten
Wir können uns bewusst darum bemühen, positive Beziehungen zu anderen Menschen zu unterhalten. Dadurch können wir unser soziales Netzwerk erweitern und unser Selbstvertrauen stärken.

Was kann das im Einzelfall bedeuten?

Ein niedergeschlagener Musiker macht wieder Musik
Ein 32 Jahre alter Mann, der seit seiner Jugend zu Schwermut neigt und alleine lebt, hat seine Stimmung viele Jahre lang durch Mit-

spielen in einer Band stabilisiert. Die Mitglieder der Band treffen sich einmal pro Woche und machen zusammen Musik. Als der Mann pandemiebedingt nur noch im Homeoffice arbeiten kann und die Band ihre Treffen einstellt, nimmt sein Antrieb immer weiter ab, so dass er sich schließlich nur noch alleine zu Hause aufhält. Seine Stimmung wird immer schlechter, und er hat das Gefühl, dass sein Leben völlig sinnlos sei. Erst als die Band ihre Treffen wieder aufnimmt und der Mann regelmäßig mit den anderen Bandmitgliedern Musik macht, kommt der Antrieb zurück und seine Stimmung verbessert sich.

3.1　Veränderung als Aufgabe

Echte Veränderung verlangt uns einiges ab. Zunächst bedeutet Veränderung, dass wir uns in Bewegung setzen. Sonst könnten wir nichts ändern, denn ohne Bewegung ist Veränderung nicht möglich. Zudem stellt sich die offenkundige Frage, wohin wir uns bewegen sollen. Wohin soll die Reise gehen? Wie stelle ich mir den Weg vor? Wo möchte ich überhaupt ankommen? Je nach Antwort auf diese Fragen tun sich unterschiedliche Möglichkeiten auf, die allerdings mit unterschiedlichen Anforderungen und Hindernissen verbunden sind. Auch wenn wir zunächst keinen eindeutigen Weg erkennen können, wird sich mit der Zeit ein gangbarer Weg eröffnen. Es liegt an uns, ihn zu finden. Sobald wir ihn gefunden haben, können wir nach vorne schauen und die Zukunft in den Blick nehmen.

Vor welchen Herausforderungen stehen wir, wenn wir Veränderung zu unserer Aufgabe gemacht haben? Das große Ziel ist klar: Wir möchten besser mit uns selbst und unserer Lebenswelt zurechtkommen, es soll besser werden, mit uns und unserem Leben. Doch bevor wir uns konkrete Ziele vornehmen, sollten wir einige Fragen beantworten, die uns ganz unmittelbar betreffen. Wer bin ich jetzt?

3.1 Veränderung als Aufgabe

Wer will ich sein? Was soll in meinem Leben anders werden? Wie will ich in Zukunft leben (Bieri 2012)?

Wenn wir Veränderung zu unserer Aufgabe machen (Sloterdijk 2009), müssen wir stets mit Hindernissen rechnen, die den beabsichtigten Veränderungen im Wege stehen. Die Hindernisse können in uns liegen, wie beispielsweise unausgesprochene Ängste oder bestimmte materielle Interessen, aber auch unsere äußere Lebenswelt wartet mit Hindernissen auf, die uns das Leben schwer machen können. Eines der größten Hindernisse ist jedoch unsere Angst vor Veränderung. Viele Menschen bewegen sich nur ungern aus einer einigermaßen angstfreien und insgesamt komfortablen Situation heraus und gehen das Risiko einer Veränderung mit unbekanntem Ergebnis ein. Diese Ängste gilt es zu überwinden, wenn wir Veränderungen herbeiführen möchten.

Manche Lösungen rücken in greifbare Nähe, doch dann erweisen sie sich als untauglich oder nicht realistisch, wenn es an die konkrete Umsetzung geht. Dann stehen wir vor der unangenehmen Aufgabe, einen anderen Weg suchen zu müssen. Bei der Suche nach Lösungen sollten wir realistisch bleiben. Allerdings sollten wir Realismus nicht mit Selbstverleugnung verwechseln. Selbstverleugnung bedeutet, »dass man den Mund hält, auch wenn man ihn eigentlich aufmachen sollte« (Bock 2020, S. 116). In solchen Situationen sind wir nicht nur sprachlos, sondern außerstande, überhaupt für uns zu sorgen. »Selbstverleugnung führt dazu, dass himmelschreiend ungerechte oder primitive Machtverhältnisse bleiben, wie sie sind, dass wir aus reiner Konfliktscheu und vorauseilendem Gehorsam mitmachen, was wir dringend beenden müssten« (Bock 2020, S. 117).

Manchmal wächst das Bedürfnis, sich umfassend zu transformieren oder sich ganz neu zu erfinden. Eine solche Selbsttransformation erfordert sehr viel Energie, sie kann uns aber auch enorm vitalisieren. »Zu leben bedeutet aber, im Lichte seiner Erfahrung an sich selbst arbeiten« (Andrick 2022, S. 127). Die Arbeit an sich selbst wirft allerdings einige Fragen auf: »Welches ist mein persönliches Narrativ?« »Wie lautet mein unbewusster Subtext?« »Als wen möchte ich mich erschaffen?« (Eisenstein 2012, S. 707). Unsere individuellen Antworten auf diese Fragen bestimmen die Richtung, in die wir uns transformieren.

Um für sich und andere zu sorgen und um sich zu transformieren, müssen wir zu uns selbst stehen. Dazu gehört, dass wir unsere eigenen Vorstellungen äußern, was aber eine gute Portion Selbstsicherheit und Selbstbewusstsein voraussetzt. Aber oft führen Selbstunsicherheit oder fehlendes Selbstbewusstsein dazu, dass wir den Mut verlieren und uns verleugnen. »Selbstverleugnung ist ein Störungsmuster, bei dem wir uns, unsere Interessen und Bedürfnisse reflexartig hinter die anderer stellen« (Bock 2020, S. 116). Dann sind wir nicht in der Lage, uns für unsere Belange einzusetzen. So untergraben wir unseren eigenen Transformationsprozess und scheitern gewissermaßen an uns selbst.

Wenn wir Veränderung zu unserer Aufgabe machen, kann sich unser Denken und Empfinden verändern. Beispielsweise kann unser Zeitgefühl anders werden. Das ist häufig im Zuge einer Depression der Fall, in der die Zeit als zerdehnt empfunden wird, so dass jede Veränderung zum Guten scheinbar unendlich lange auf sich warten lässt. Wir kennen das Gefühl, auf der Stelle zu treten. Dann scheint nichts schnell genug voranzugehen. Wir werden unruhig und Ungeduld macht sich auf unangenehme Weise bemerkbar.

Unter großer Belastung kann unsere Wahrnehmung gestört sein. Dann nehmen wir die Realität anders wahr, als sie tatsächlich ist. In der Psychopathologie wird das als »illusionäre Verkennung« bezeichnet (Scharfetter 1991). Durch illusionäre Verkennung schätzen wir Situationen oder Personen falsch ein und halten sie für etwas anderes, als sie in Wirklichkeit sind – wir verkennen sie und fallen unserer Illusion zum Opfer. Solche illusionären Fehleinschätzungen können sich auch auf die Wahrnehmung unserer Möglichkeiten und Grenzen erstrecken. Dann erkennen wir bestimmte Risiken einfach nicht und setzen unsere Gesundheit oder unser Wohlergehen unabsichtlich aufs Spiel. So können uns beispielsweise falsche Hoffnungen dazu verleiten, Risiken einzugehen, die wir sonst nicht eingehen würden, oder es stellen sich unberechtigte Zukunftsängste ein, die uns jedoch erstarren lassen und dadurch handlungsunfähig machen.

So verkennen wir unter Stress die Realität und verlieren den Bezug zu uns sowie zur Welt. Der Philosoph Charles Eisenstein fordert daher ein radikales Umdenken im Hinblick auf die Welt und das Leben. Er ruft auf zu »einer Revolution unserer Selbstwahrnehmung und in der Folge unserer Beziehung zur Welt und zueinander« (Eisenstein 2012, S. 729). Doch dazu müssten wir – nach der Vorstellung Eisensteins – über uns hinauswachsen und die Welt, wie wir sie kennen, hinter uns lassen. Dann könnten wir aufbrechen in eine neue, sozialverträglichere und ökologisch sensiblere Welt und damit eine verheißungsvolle Zukunft. Das ist ein ehrenhaftes Ziel, das zu erreichen aber eine erhebliche Kraftanstrengung erfordern würde und vielen als utopisch erscheinen wird.

Welche Möglichkeiten haben wir, wenn wir Veränderung zu unserer Aufgabe gemachen? Zunächst ist eine realistische Wahrnehmung der Welt wichtig. Erst wenn wir die Welt sehen, wie sie ist, können wir sie annehmen, wie sie ist. Wir sollten den ständigen Wandel der Welt erkennen und als gegeben annehmen (Beck 2017). Vor diesem Hintergrund sollten wir einen realistischen Weltbezug herstellen: zur äußeren Welt, aber auch zu unserer eigenen, subjektiven Realität. Denn es gibt »keine gemeinsame, einfach als natürlich und unstrittig verstandene Lebenswirklichkeit« (Andrick 2022, S. 37). »*Wir* stiften nur die Ordnung, die wir in der Welt sehen« (Andrick 2022, S. 36). Damit schafft sich jeder Mensch seine eigene Lebensordnung, seine eigene Lebenswirklichkeit.

Angesichts dieser »Pluralität der Wahrheit« (Ciompi 2005, S. 62) müssen wir mit unserer eigenen Realität zurechtkommen. Wir müssen aber zugleich mit anderen in einer gemeinsamen Realität leben. Daher sollten wir versuchen, unsere Möglichkeiten realistisch einzuschätzen und unrealistische Vorstellungen in Bezug auf die Welt verwerfen. Wir sollten flexibel bleiben, uns aber nicht überfordern, damit wir nicht auf dem Weg scheitern (Ehrenberg 2012). Dazu gehört die Fähigkeit, sich abzugrenzen und im richtigen Moment Nein zu sagen (Ury 2023).

Wir sollten den Fokus unserer Selbstsorge ganz klar auf die Zukunft legen (Serres 2013), denn wir leben aus der Gegenwart in eine

Zukunft hinein. Der Blick in die Zukunft kann uns bisweilen Angst machen, besonders wenn wir dazu neigen, uns vor dem Unbekannten zu fürchten. Manches haben wir nicht in der Hand, vieles aber schon. Bei der Gestaltung der Zukunft wird »die am besten ausgebildete Jugend aller Zeiten« (Beck 2017, S. 25) eine maßgebliche Rolle spielen, sofern sie sich nicht in den Filterblasen und Echokammern der globalen Gesellschaft verliert oder angesichts der sich zunehmend verbreitenden künstlichen Intelligenz die Entfaltung ihrer eigenen versäumt. Das ist einer von mehreren Gründen, warum wir trotz aller Unwägbarkeiten mit Zuversicht nach vorne schauen können.

Es ist gut, sich in Bewegung zu setzen, denn Leben ist Bewegung. Wir sollten uns nicht durch Hindernisse von unserem Weg abbringen lassen, denn wir können sie überwinden und unsere eigenen Vorstellungen vom Leben jenseits der Hindernisse realisieren. Das führen uns Canan Yucel Pekiçten und Ayrin Ersöz vor Augen. Mit ihrem Tanz *Epimeleia Heautou* setzen sie die Idee der Selbstsorge auf eindrucksvolle Weise in Bewegung um.[1]

Auch für den Philosophen Friedrich Nietzsche ist Leben Bewegung, allerdings in erster Linie eine Bewegung von unten nach oben. Für ihn ist die Entfaltung des Lebens eine Frage der »Selbstüberwindung« (Nietzsche 1960a, S. 898). Dabei treibt die Lebensenergie, die jeder in sich entdecken kann, uns an und führt uns hinauf zu unseren Zielen. Doch die Bewegung in eine vertikale Richtung kann gefährlich sein. Auf einen Aufstieg kann ein Abstieg folgen. Das zeigt das Beispiel des Musikers Jim Morrison, der sich durch die Texte und die Musik, die er für die Rockband *The Doors* schuf, völlig verausgabte. Sein Versuch der Selbstüberwindung endete in einem totalen Absturz. Morrison starb 1971 unter nie ganz geklärten Umständen in Paris. Die Inschrift auf seinem Grabstein spiegelt die maßlose und selbstdestruktive Energie seiner Lebensentfaltung wider. Dort steht geschrieben: KATA TON ΔAIMONA EAYTOY *(katá ton daímona eautoú)*, was auf Griechisch so

---

[1] www.cananyucelpekicten.com; http://cananyucelpekicten.com/works/dance-artist/epimeleia-heautou/; Zugriff am 31.03.2023.

viel wie »gemäß seinem Dämon« oder »gemäß seinem Schicksal« oder »gemäß seinem Geist« bedeutet.

Was können wir tun?

Aktiv sein Glück suchen
Wir können unser Glück aktiv suchen. Wir müssen unsere Zeit nicht mit Dingen oder Tätigkeiten verschwenden, mit denen wir uns nur ungern befassen oder die wir nicht gerne tun.

Den eigenen Fähigkeiten vertrauen
Wir können unseren eigenen Fähigkeiten vertrauen. Wir dürfen uns nicht einreden lassen, dass wir eine Aufgabe schlecht erledigt haben, wenn wir vom Gegenteil überzeugt sind.

Anforderungen hinterfragen
Wir sollten uns nicht von anderen entmutigen lassen. Wir können alle Anforderungen, die andere an uns stellen, hinterfragen und die Anforderungen in den Blick nehmen, die wir an uns selbst stellen.

Nein sagen
Wir müssen die Erwartungen anderer Menschen nicht erfüllen, ohne diese zu hinterfragen. Wir können viel öfter »Nein« oder »Nicht jetzt« oder »Bitte ohne mich« sagen, als wir vielleicht meinen.

Was kann das im Einzelfall bedeuten?

Eine erschöpfte Mutter holt sich Hilfe
Eine 45 Jahre alte alleinerziehende Mutter von drei Kindern findet den ganzen Tag keine ruhige Minute, da sie im Homeoffice arbeitet und rund um die Uhr für ihre Kinder da sein muss. Ihren vielfältigen Aufgaben fühlt sie sich immer weniger gewachsen. Mit zu-

nehmender Erschöpfung fällt es ihr immer schwerer, ihren Kindern gegenüber freundlich und gelassen zu bleiben. Ihre Wahrnehmung ändert sich, sie nimmt ihre Kinder immer mehr als anstrengend und belastend wahr. Sie entwickelt eine Wut auf die Kinder, die nicht wahrzunehmen scheinen, was die Mutter für sie leistet. Schließlich nimmt sie Kontakt mit dem Vater der Kinder auf und bittet ihn, mehr Verantwortung für die gemeinsamen Kinder zu übernehmen und sie dadurch zu entlasten.

3.2 Zu sich selbst kommen

Selbstsorge setzt Selbsterkenntnis voraus. Der Weg der Selbsterkenntnis gleicht einer lebenslangen Reise, einer Reise zu sich selbst. Diese Reise ist wichtig, man könnte sagen, lebenswichtig, denn wie soll ich irgendetwas über die Welt erfahren, wenn ich nicht vorher etwas über mich selbst erfahren habe? Über sich nachzudenken bedeutet mitunter, sich existenzielle Fragen zu stellen. Wer bin ich? Wo komme ich her? Wo stehe ich? Wo möchte ich hin? Um Antworten auf diese Fragen zu finden, sollten wir den Blick nach innen lenken, denn dort liegen oft die Antworten, die wir suchen.

Die Konfrontation mit uns selbst führt uns zu unseren Ängsten und Konflikten. Auch wenn diese Ängste und Konflikte sich in der Gegenwart bemerkbar machen, haben sie oft ihre Wurzeln in der Kindheit. Daher lohnt sich in jedem Fall ein Blick zurück auf die eigene Biographie. Was für ein Mensch bin ich? Wie habe ich mich früher gesehen? Wie sehe ich mich heute? Zu einer tiefergehenden Selbsterkenntnis gehört auch ein ehrlicher Blick auf unsere Schattenseiten, also die Themen und Eigenschaften, die uns unangenehm sind und die wir nur zu gerne unterdrücken oder verbergen – manchmal sogar vor uns selbst. Wie denke ich wirklich? Was empfinde ich tatsächlich? Was ist mir peinlich? Wofür schäme ich mich?

3.2 Zu sich selbst kommen

Mit Selbsterkenntnis und Selbsterfahrung können wir uns ein Leben lang beschäftigen. Selbstreflexion hat weder Anfang noch Ende. Man könnte geradezu von einem Lebenswerk sprechen. »Nicht liegt es an dir, das Werk zu vollenden, aber du bist auch nicht frei, von ihm abzulassen«, meint der spätantike Gelehrte Rabbi Tarfon (Becker 2016, S. 348). Der Essayist Michel de Montaigne hat diese Herausforderung angenommen und seine Einsichten über sich und die Welt schriftlich festgehalten (Montaigne 1953). Dabei ist er ohne bestimmtes Ziel vorgegangen, hat viele Umwege genommen und ist trotzdem an einem Ziel angekommen. Durch seinen unvoreingenommenen Blick auf sich selbst und auf die Welt ist er zu einer Lebenshaltung gelangt, die durch große Zufriedenheit und Gelassenheit gekennzeichnet war. Davon berichtet uns Montaigne mit schonungsloser Offenheit (Montaigne 1953).

Über sich selbst nachzudenken bedeutet, sich existenzielle Fragen zu stellen: Welche Hoffnungen hege ich? Wovor habe ich am meisten Angst? Woran könnte ich scheitern? Der Psychoanalytiker Fritz Riemann stellt vier Formen der Angst heraus, die uns – je nach Persönlichkeitstyp – daran hindern, die Herausforderungen des Lebens anzunehmen: Angst vor Hingabe beziehungsweise zu großer Nähe und der damit verbundenen Bedrohung des Selbst. Letztendlich ist das die Angst vor dem Ich-Verlust. Als zweite Angst führt Riemann die Angst vor der Individuation auf, d.h. die Angst vor der eigenen Selbstwerdung und der möglicherweise aus der Verwirklichung eigener Ziele folgenden Einsamkeit. Drittens führt Riemann die Angst vor der Vergänglichkeit aller Dinge auf und damit auch die Angst vor der eigenen Endlichkeit. Diese Angst führt unter anderem dazu, dass wir das am liebsten festhalten, was gerade ist. Das schließt auch die Angst ein, sich zu verändern. Die vierte Angst ist die Angst vor der Notwendigkeit, sich festzulegen oder festgelegt zu werden. Das bedeutet, dass einem die Verbindlichkeit abhandenkommt und individuelle Freiheit propagiert wird, ohne Rücksicht auf Verluste (Riemann 2022).

In der Konfrontation mit uns selbst geht es nicht um sinnfreie Selbstbespiegelung. Zu sich selbst kommen bedeutet vielmehr, auf seine Selbsterkenntnisse zu reagieren. Das kann durchaus zur Folge haben, dass wir uns auf Veränderungen einstellen und Veränderungen herbeiführen. Das erfordert die Auseinandersetzung mit Fragen, die unsere Zukunft betreffen. Welche Wünsche und Träume habe ich? Was erwarte ich vom Leben? Was erwartet das Leben von mir? »Diese Bewegung des Einzelnen weg vom sozialen Raum und hin zum Innenraum des Selbst, zur stillen Unterredung über seine Erfahrung der Dinge, ist der Ursprung jeder Veränderung in der Welt« (Andrick 2022, S. 44). Daher ist es wichtig, dass wir nach unseren Selbstgesprächen den Weg in den sozialen Raum und damit in eine gemeinsame Wirklichkeit zurückfinden.

In außergewöhnlichen Belastungssituationen kann unser Bezug zu uns selbst gestört sein. Wir verlieren uns gewissermaßen im Chaos, das uns umgibt. Beispielsweise ist bei einer Ich-Störung das Einheitserleben des Betroffenen gestört (Scharfetter 1991). »Wer bin ich – und wenn ja, wie viele?«, fragt diesbezüglich der Philosoph Richard David Precht (2007). Auch unsere Identität kann uneindeutig sein. Bin ich wirklich ich – oder bin ich ein anderer? Der Dichter Arthur Rimbaud war sich dessen nicht sicher. »Ich ist ein anderer«, behauptete Rimbaud von sich, bevor er mit 19 Jahren seine Arbeit als Dichter einstellte (Boëtius 1995).

Ein der Identitätsstörung verwandtes Thema ist die Selbstunsicherheit beziehungsweise fehlendes Selbstbewusstsein. Der Philosoph Charles Eisenstein sieht einen Zusammenhang zwischen unserem Selbstverständnis (oder unserer unsicheren Identität) und der Gewalt in der Welt. »Für die Kultivierung und die Kontrolle der Welt ist von Natur aus Gewalt notwendig. Gewalt ist in unser Weltbild eingebaut; sie ist in unserem Selbstverständnis als getrennte Wesen in einem Universum eigenständiger, ums Überleben wettstreitender anderer enthalten. [...] Durch das Ausmaß dieser künstlichen, illusorischen Trennung wird die Ursache der Gewalt offenbar. Sie ist einfach das Ergebnis größtmöglicher Unkenntnis: dass wir nicht wissen, wer wir sind« (Eisenstein 2012, S. 406).

Welche Möglichkeiten haben wir, wenn wir Klarheit gewinnen und zu uns selbst kommen möchten? Wir können den Blick nach innen richten (Introspektion) und einen Bezug zu uns selbst herstellen (Henrich 1999). Wir können in intensiveren Kontakt mit unseren Gedanken und Gefühlen treten, wir können aber auch versuchen, uns unserer Gedanken und Gefühle zu entledigen (Koike 2015), um in qualitativ andere Bereiche der Selbsterkenntnis vorzudringen (Zimmer 1997). Wir können die Konfrontation mit uns selbst suchen, wie es der Philosoph und römische Kaiser Marc Aurel (2019) beispielhaft vorgeführt hat. Wir können uns unserer Identität vergewissern und unser Selbst festigen. Darüber hinaus können wir Selbstsicherheit gewinnen, indem wir uns mit den Themen auseinandersetzen, die uns verunsichern. Doch was sind meine Themen? Wie soll ich mich ihnen nähern? Welche Themen stelle ich erst einmal zurück? Nach Antworten auf diese Fragen müssen wir nicht lange suchen – sie liegen in uns selbst (▶ Abb. 5).

Letztendlich ist die Selbstreflexion ein unerschöpfliches Unterfangen, begrenzt nur von der Zeit und Energie, die wir bereit sind, in diese Aufgabe zu investieren. Der Essayist Michel de Montaigne meint dazu: »Die Selbstbetrachtung ist ein großes und volles Studium für den, der sich ohne Schwäche zu prüfen und zu nutzen weiß; ich will lieber meine Seele schmieden, als sie vollstopfen. Es gibt keine leichtere und keine schwerere Beschäftigung, als seine Gedanken im Einklang mit seiner Seele zu unterhalten« (Montaigne 1953, S. 644). Es ist eine Beschäftigung ohne Anfang und Ende. Doch die Mühe lohnt sich: »Wer es vermocht hat, endlich Zugang zu sich selber zu finden, ist für sich ein Objekt der Freude« (Foucault 1989, S. 91). Michel de Montaigne zeigt uns, wie es gehen kann (Montaigne 1953).

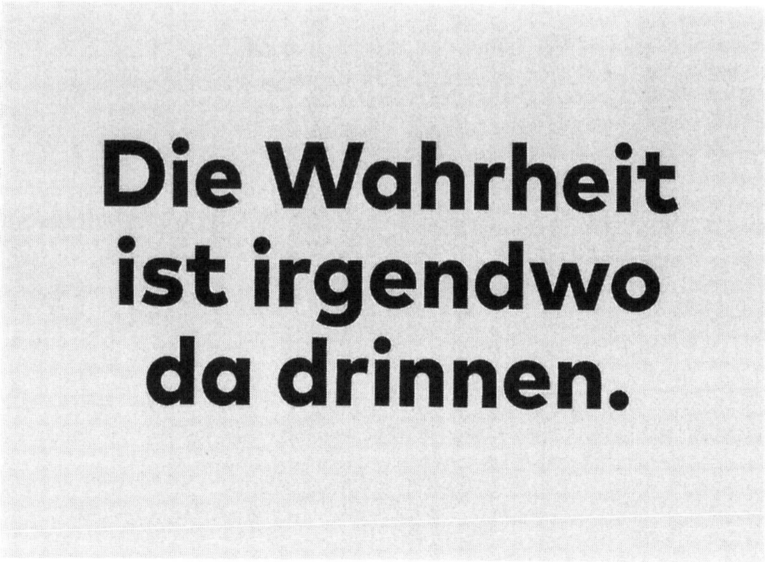

3 Für sich sorgen

Die Wahrheit ist irgendwo da drinnen.

Abb. 5: *Die Wahrheit ist irgendwo da drinnen.* Die Antworten auf wichtige Fragen liegen in uns selbst. Werbepostkarte der Deutschen Gesellschaft für Psychiatrie und Psychotherapie, Psychosomatik und Nervenheilkunde (DGPPN), um junge Ärztinnen und Ärzte für die Weiterbildung im Fach Psychiatrie und Psychotherapie zu gewinnen (»Generation PSY«). Mit freundlicher Genehmigung der DGPPN.

Was können wir tun?

Die Aufmerksamkeit nach innen richten
Wir können unsere Aufmerksamkeit nach innen richten und unsere momentane Befindlichkeit wahrnehmen. So können wir uns klarer darüber werden, was uns gerade belastet.

Auf körperliche Bedürfnisse achten
Wir können auf unser körperliches Wohlbefinden achten und spüren, ob wir ausgeglichen und entspannt sind. Unsere Wahr-

nehmung kann uns zeigen, inwieweit unsere körperlichen Bedürfnisse erfüllt sind.

Enttäuschungen mit Humor ertragen
Wir können auf die humorvolle oder komische Seite unserer Probleme achten. Wir können unsere Misserfolge und Enttäuschungen mit Gelassenheit und Humor ertragen.

Sich selbst mögen
Wir können die manchmal schwer zu akzeptierende Tatsache aushalten, dass uns nicht jeder mag. Was zählt, ist, dass wir uns selbst mögen und dass wir unser Selbstwertgefühl bewahren.

Was kann das im Einzelfall bedeuten?

Eine Studentin engagiert sich und überwindet ihre Angst
Eine 22 Jahre alte Studentin entwickelt angesichts der weltweit immer häufiger auftretenden Umweltkatastrophen, internationalen Konflikte und sozialen Spannungen zunehmend Ängste, ohne dass sie genau sagen kann, wo diese Ängste herkommen. Sie fühlt sich hilflos und ohnmächtig, ist angespannt und schläft schlecht. Ihre Stimmung verschlechtert sich zusehends und sie ist häufig den Tränen nahe, wenn sie an die Zukunft denkt. Der Studentin wird klar, dass es so nicht weitergehen kann. Ohne lange zu überlegen, beschließt sie, sich zu engagieren, und sucht den Kontakt zu einem sozialen Netzwerk, bei dem es um Maßnahmen gegen den Klimawandel geht. Sie wird Teil einer Umweltinitiative und bekommt Kontakt zu Menschen mit einer ähnlichen Einstellung. Nach einiger Zeit fühlt sich die Studentin nicht mehr ohnmächtig und hilflos. Darüber hinaus bemerkt sie, dass ihre Ängste so gut wie verschwunden sind.

4   Für andere sorgen

> Der junge Mann spürt, dass er sich viel besser um sich kümmern muss. Zugleich ist er sich der Tatsache bewusst, dass er nicht alleine auf der Welt ist, sondern mit vielen anderen Menschen mehr oder weniger eng verbunden ist. Sie geben ihm unendlich viel und er möchte ihnen möglichst viel zurückgeben. Er realisiert, dass er auf andere Menschen angewiesen ist und sie auf ihn. Er erkennt, dass Liebe und Vertrauen für unsere Beziehungen unerlässlich sind und den Kern unserer Beziehungen ausmachen. Er sieht, dass Liebe und Vertrauen uns durchs Leben tragen und überhaupt unser Leben erst möglich machen. Er versteht, dass Verantwortung für sich zu übernehmen immer auch die Übernahme von Verantwortung für andere bedeutet. Allein auf sich gestellt, kann der Mensch nicht viel erreichen. Erst durch Zusammenarbeit lassen sich Dinge voranbringen. Diese Einsichten nimmt der junge Mann sich zu Herzen. Er schaut aufmerksam auf die anderen und nimmt sie wahr. Wer sind sie? Was denken sie? Was wollen sie? Was machen sie?

»Jeder ist sich selbst der Nächste!«, so lautet ein bekanntes Sprichwort, das Egoismus und Selbstgefälligkeit auf ironische Weise thematisiert und diejenigen kritisch in den Blick nimmt, die meinen, sie wären sich selbst genug. Aus dieser Perspektive muss die Idee der Selbstsorge durchaus attraktiv erscheinen: Man kümmert sich schön um sich selbst und lässt die anderen links liegen. Aber wer über dieses Sprichwort kurz nachdenkt, gelangt schnell an den Punkt, an dem klar wird, dass wir auf Gedeih und Verderb aufeinander angewiesen sind. »Angesichts bevorstehender Katastrophen wird die Sorge um sich selbst gleichbedeutend mit der Sorge um alle anderen« (Beck 2017, S. 222). Alleine kommen wir nicht weit, also müssen wir uns verständigen und gegenseitig unterstützen. Das bedeutet, sich nicht nur um sich selbst, sondern sich auch um seinen Nächsten zu sorgen.

Doch wer ist mein Nächster? In Zeiten zunehmender globaler Vernetzung sind wir immer mehr und immer öfter mit Menschen konfrontiert und auf Menschen angewiesen, die auf anderen Kontinenten und in anderen Zeitzonen leben und arbeiten. So entstehen Verbindungen über große räumliche Distanzen hinweg, die sich zu einem großen Geflecht mehr oder weniger enger zwischenmenschlicher Beziehungen entwickeln können. Dadurch kann aus Distanz Nähe entstehen und der Entfernteste kann zum Nächsten werden. So entstehen weltumspannende Netzwerke und qualitativ neue Allianzen, die sich im virtuellen Raum entfalten und herkömmliche Verbindungen transzendieren. Aufgrund ihrer großen Reichweite können solche Gemeinschaften viel bewegen. Daher fordert uns der Soziologe Ulrich Beck dazu auf, »kosmopolitische Risikogesellschaften« zu etablieren, die eine auf globalen Risiken beruhende Gemeinschaft bilden, um sich der anstehenden Herausforderungen der Menschheit anzunehmen (Beck 2017, S. 219).

Zwischenmenschliche Beziehungen sind elementar für unser Leben. Genaugenommen machen sie den Kern unserer Lebenswirklichkeit aus. Doch das weitreichende System zwischenmenschlicher Beziehungen, in dem wir leben und interagieren, erweist sich bei näherer Betrachtung als recht kompliziert (Bateson 1985). Unsere Familie, unsere Partner, Freunde oder Bekannte, Kolleginnen oder Kollegen, andere Menschen, die uns mehr oder weniger nahestehen – sie alle gehören dazu. Unsere Beziehungen zu diesen Menschen sind durch Anziehung, Abstoßung, Zuneigung, Abneigung, Identifikation, Desinteresse, Empathie, Gefühlskälte, Konflikt, Versöhnung, Liebe, Hass sowie viele weitere Emotionen geprägt. Dazu kommen verschiedene Aspekte der Kommunikation und Interaktion auf der Verhaltensebene, die mit unserer Emotionalität verwoben sind. Krisen gehören ebenfalls zu unseren Beziehungen dazu. Ein Leben ohne Krisen ist undenkbar. Krisen verändern unser Denken übereinander sowie unser Empfinden füreinander. Sie verändern aber vor allem uns selbst. Wir können Krisen überwinden, aber auch an ihnen scheitern (Jaspers 1973). Sie bieten jedoch meistens die Chance, ihnen etwas Gutes abzugewinnen und an ihnen zu wachsen (Pépin 2016).

Gerade wenn wir unter Stress stehen, ist es wichtig, sowohl sich selbst als auch andere Menschen ernst zu nehmen. Das gilt ganz besonders im Fall von Meinungsverschiedenheiten oder Konflikten. Alle Beteiligten haben das Recht, sich zu äußern, alle sollten Gelegenheit haben, sich Gehör zu verschaffen, alle haben Anspruch darauf, ernst genommen zu werden. »Man kann sich nicht immer durchsetzen, und manchmal ist man schlichtweg im Nachteil, aber man kann seine Würde bewahren und das Spiel beim Namen nennen, das gespielt wird. Es ist wichtig, offen Stellung zu beziehen, eine Position einzunehmen und sie auch zu verteidigen, wenn es turbulent wird« (Bock 2020, S. 118). Im Umgang miteinander sollte es kein Ich-oder-du, kein Entweder-oder geben, sondern ein Sowohl-als-auch. Die anderen sind wichtig – aber ich bin es ebenfalls!

Bei der Reflexion unserer Beziehungen stellen sich einige Fragen. Wie stehe ich zu den anderen? Wie stehen sie zu mir? Wer steht mir besonders nahe? Von wem möchte ich mich mehr distanzieren? Wem möchte ich näher sein? Wer soll mich längerfristig auf meinem Weg begleiten? Die Antworten auf diese Fragen lösen unterschiedliche Emotionen aus, je nachdem, um wen es sich bei unseren Überlegungen handelt. Manche Gefühle fallen vergleichsweise milde aus, manche Gefühle sind heftig. Manche Gefühle sind angenehm, manche kaum auszuhalten. Aber zwischenmenschliche Beziehungen ohne alle Gefühle sind kaum vorstellbar.

Unsicherheit, Paranoia und Angst können zu Misstrauen gegenüber unseren Nächsten führen. »Ist Leben Überleben, lohnt es sich, misstrauisch zu sein. Misstrauen ist ein heute wieder sehr verbreitetes und mit Vernunft verwechseltes Störungsmuster, mit dem wir uns selbst, andere Menschen oder Ideen zunächst einmal böse oder zumindest unlautere Absichten unterstellen« (Bock 2020, S. 118). Doch dadurch zerstören wir unsere zwischenmenschlichen Beziehungen und untergraben gegenseitiges Vertrauen. Beziehungen können nur gelingen, wenn wir anderen vertrauen und ihnen etwas zutrauen.

Zu den unangenehmen Gefühlen gehört die paranoide Angst, dass andere mir schaden wollen, obwohl das von außen betrachtet nicht der Fall ist. Paranoide Ängste, das heißt wahnhafte Befürchtungen, entstehen dann, wenn wir anderen misstrauen. Misstrauen ist aber nur selten absolut gerechtfertigt. Es kann im zwischenmenschlichen Kontakt zu erheblichen Problemen führen: »Menschen, die nicht mehr in der Lage sind, aufeinander zuzugehen, sich gegenseitig Vertrauen zu schenken und miteinander statt gegeneinander zu arbeiten, haben in einer komplexen Welt mit den Problemlagen heutiger Größenordnung keine Chance. Alleine schaffen wir nichts von dem, was wir bewältigen müssen« (Bock 2020, S. 119 f.).

Eine häufige Reaktion auf paranoide Ängste ist der Impuls, die Kontrolle über diejenige Person haben zu wollen, der wir böse Absichten unterstellen. Aber die Ausübung von Kontrolle führt nicht weiter, gerade wenn es um Vertrauen zwischen Menschen geht. Wenn wir trotz Angst vor Kontrollverlust auf Kontrolle verzichten, entsteht nicht selten ein Gefühl der Hilflosigkeit. »Hilflos reagieren wir auf jeden Misserfolg bei der Kontrolle mit noch mehr Kontrolle, womit wir den Tag der Abrechnung aufschieben und dessen Auswirkungen schlussendlich intensivieren« (Eisenstein 2012, S. 21). Also tun wir gut daran, im Falle eigener Hilflosigkeit nicht mit noch mehr Kontrolle zu reagieren. Letztendlich geht es darum, eigene Ängste abzubauen, damit Kontrolle nicht mehr nötig ist, zumindest nicht im bisherigen Maße.

Die Politikwissenschaftlerin Petra Bock tritt für Unvoreingenommenheit, rationales Vertrauen und Zutrauen ein (Bock 2020). Sie ruft uns zur Introspektion auf und fragt (Bock 2020, S. 202): »Was denke und fühle ich, wenn ich einem Menschen, einer Situation oder Idee zuerst einmal unvoreingenommen und mit rationalem Vertrauen begegne? Wenn ich mir und anderen im positiven Sinne etwas zutraue, ohne deshalb naiv zu sein?« Wenn wir andere als Kooperationspartner statt als Konkurrenten betrachten, können wir einander unvoreingenommen begegnen. Das ist möglich, weil wir uns »weder kleiner noch größer machen, sondern ein klares Bewusstsein über unsere Möglichkeiten als erwachsener Mensch haben. In dieser

Haltung wissen wir, dass wir uns auch wehren können, wenn Vertrauen und Zutrauen missbraucht werden sollten« (Bock 2020, S. 202).

Wenn es um Sorge um den anderen geht, ist gute Kommunikation sehr wichtig (Schulz von Thun 2002). Nur durch Kommunikation lässt sich Vertrauen aufbauen, nur durch Kommunikation lassen sich Konflikte lösen. Bei Misstrauen innerhalb der Gesellschaft kommt es erst recht auf gute Kommunikation an. Dabei ist es wichtig, dass alle Beteiligten offen kommunizieren, um nicht das Miteinander zu unterminieren und die Lösung von Konflikten zu verhindern. »Wir müssen moralische Person bleiben und in unserer Gesellschaft als Mitglieder Fuß fassen«, meint der Philosoph Michael Andrick (2022, S. 42). Wir müssen Menschen vertrauen, wir müssen Menschen etwas zutrauen.

Gesellschaftliches Miteinander bedeutet Geben und Empfangen. Manchmal sind Zuwendung und Fürsorge geboten. In einer funktionierenden Gesellschaft müssen wir Sorge für den anderen tragen. Im Zweifelsfall sollten wir Solidarität üben, denn die anderen sind meist ebenfalls belastet. Der Philosoph Peter Sloterdijk spricht von der »Kunst des Zusammengehörens« und fordert eine »Hyperpolitik«, die das Ganze im Blick hat und zur Weltverbesserung erforderlich sei (Sloterdijk 1993). Eine solche Politik dürfte in Zukunft immer wichtiger werden.

Was können wir tun?

Klar und ehrlich kommunizieren
In unserer Kommunikation mit anderen Menschen können wir klar und ehrlich sein. Wir können darauf achten, dass unsere Worte und Gesten übereinstimmen, damit sie dieselbe Botschaft vermitteln.

Die Fähigkeiten anderer anerkennen
Wir können die Fähigkeiten anderer Menschen anerkennen. Wir können eingestehen, dass wir viele dieser Fähigkeiten nicht haben.

Dafür haben wir andere Fähigkeiten, die wir uns vergegenwärtigen und die wir einbringen können.

Konflikte konstruktiv austragen
Wenn wir Konflikte konstruktiv austragen und uns um einvernehmliche Lösungen bemühen, tragen wir zu einer guten Kommunikation und damit zur Verbesserung unserer zwischenmenschlichen Beziehungen bei.

Sich und andere loben
Wir können uns belohnen, wenn wir ein Ziel erreicht haben. Wir können uns und andere loben, wenn wir (oder die anderen) etwas gut gemacht haben.

Was kann das im Einzelfall bedeuten?

Ein kranker Mann entlastet seine Familie
Ein 35 Jahre alter klinischer Psychologe mit zwei Kindern im Grundschulalter erkrankt schwer und ist durch die Erkrankung von der Berufsunfähigkeit bedroht. Nach einer spezifischen Rehabilitation stellt er seine berufliche Tätigkeit neu auf. Er reduziert seine volle Stelle auf eine halbe und hat damit mehr Zeit, sich um seine Kinder zu kümmern. Seine Frau fühlt sich dadurch entlastet und kann ihren Stellenanteil als Lehrerin an einer Grundschule deutlich erhöhen.

4.1 Ich bin nicht allein auf der Welt

Wir leben in einer komplexen Welt, die auf uns einwirkt und auf die wir einwirken. Jeder von uns lebt in einem Geflecht zwischenmenschlicher Beziehungen, das zusammengenommen ein extrem großes, global vernetztes, kommunikatives Ökosystem ergibt (Bateson 1985). Innerhalb dieses Ökosystems sind wir aufgrund dieser vielfältigen Vernetzung in vielerlei Hinsicht aufeinander angewiesen. Was Menschen in einem Erdteil machen, kann Auswirkungen auf das Leben der Menschen in einem ganz anderen Erdteil haben, manchmal außerordentlich gravierende, wie beispielsweise der globale Klimawandel zeigt. Daher tun wir gut daran, über Kontinente hinweg konstruktiv zusammenzuarbeiten. Im Falle von Konflikten zwischen Staaten, bestimmten Bevölkerungsgruppen oder einzelnen Personen sollten wir versuchen, Eskalationen zu vermeiden und Meinungsverschiedenheiten nach Möglichkeit einvernehmlich zu lösen. Dazu muss sich der vereinzelte Mensch aus seiner Isolation herausbegeben und einen Weg zum anderen finden (Sloterdijk 1993).

Peter Sloterdijk meint: »Es war immer schon naiv zu glauben, dass man sich selbst gehört« (Sloterdijk 2021). Wir gehören immer auch den anderen – zumindest teilweise. Entscheidend ist daher die Begegnung mit den anderen. »Das Selbst ist weder absolut noch eigenständig, sondern verbunden, in Beziehungen definiert und nur verschwommen abgesteckt. Es gibt kein Selbst, außer in Beziehung zum anderen. Der Homo oeconomicus, der rationale Mensch, das kartesische ›Ich bin‹ – all das ist ein Wahn, der uns von dem, was wir sind, abschneidet und uns einsam und klein zurücklässt« (Eisenstein 2012, S. 54). Wir sind also mit dem anderen konfrontiert, ob wir wollen oder nicht. Das stellt uns vor einige Fragen. Was verbindet uns? Was trennt uns? Welche sind unsere gemeinsamen Themen? Unsere Antworten auf diese Fragen bestimmen unser Verhältnis zum anderen und unseren Umgang mit ihm.

In der Begegnung mit anderen verändert sich unser Denken und Empfinden. Es kommt ganz darauf an, was bei der Begegnung geschieht. Wie nehme ich den anderen wahr? Wie werde ich vom anderen wahrgenommen? Manchmal haben wir Angst, durch den anderen in Frage gestellt oder kritisiert zu werden. Manchmal fühlen wir uns dem anderen ausgeliefert. Manchmal schämen wir uns vor ihm. Gelegentlich entsteht ein Gefühl der Überforderung angesichts der Themen, die der andere in die Begegnung hineinbringt. Nicht selten lassen wir uns von den Themen der anderen mitnehmen. Das ist zunächst einmal gut, aber auch hier kommt es auf das richtige Maß an. Wenn es uns zu viel wird, sollten wir uns jedoch schützen, indem wir uns klar abgrenzen.

In besonders belastenden Situationen, in denen wir uns schlecht schützen können, kann es zu einem Gefühl der Entgrenzung kommen. In manchen Situationen haben wir das Gefühl, durchlässig zu sein: Dann sind wir leicht reizbar und lassen uns von dem irritieren, was andere sagen oder tun. Dann kann es sein, dass wir uns besonders durchsichtig und zerbrechlich fühlen. So geht es Esther Greenwood in dem Roman »Die Glasglocke« von Sylvia Plath (1997). Die psychisch höchst empfindliche Greenwood steht kurz vor der Selbstauflösung und suizidiert sich gegen Ende des Romans.

Die Begegnung mit anderen bietet die Chance, miteinander näher in Kontakt zu treten und aneinander zu wachsen. Wir können uns dem anderen zuwenden und uns mit ihm austauschen. Wir können aufeinander zugehen und miteinander reden. Kommunikation bedeutet Austausch (Schulz von Thun 2002) und Austausch ist der naheliegendste Weg vom Ich zum Du. Der Philosoph Martin Buber hat diesen Austausch das »dialogische Prinzip« genannt (Buber 1997). Im Austausch können wir uns mit dem anderen verständigen, wir können neugierig auf den anderen sein. Wir können den anderen fragen, wir können den anderen um etwas bitten. Im Gegenzug können wir die Neugier des anderen bedienen, wir können uns fragen lassen, wir können Bitten entgegennehmen. So ist Geben und Nehmen ein elementarer Bestandteil unserer Beziehungen.

Gerade in besonders schwierigen Situationen ist es wichtig, sich seiner selbst und seiner Beziehungen zu vergewissern, einen guten Kontakt zur gegenwärtigen Situation herzustellen und das Handeln des anderen richtig einzuordnen. »Ist Leben Überleben, dann muss man wissen, wer unten und wer oben, was richtig und was falsch ist« (Bock 2020, S. 111). Wir müssen die Regeln kennen, damit wir mit anderen verhandeln können. Manchmal müssen wir Kompromisse eingehen, wir sollten uns aber nicht vereinnahmen lassen. Daher sollten wir manchmal Grenzen ziehen oder den anderen begrenzen. Dazu ist nicht selten ein deutliches Nein erforderlich (Ury 2023).

Wir können aber auch Grenzen zu anderen Menschen überwinden, um etwas gemeinsam auf den Weg zu bringen. Das ist das Wesen der Zusammenarbeit (Sennett 2012). Wir können und sollten uns für mehr Menschlichkeit in der Gesellschaft einsetzen. »Wo wir uns selbst und andere in rationaler Arbeit und Konkurrenz um Erfolg erschöpfen, da ist keine Menschlichkeit. Sie ist nur dort zu finden, wo wir uns in Anteilnahme und vernünftigem Austausch begegnen und gemeinsam versuchen, das Bessere für uns und unsere Gesellschaft zu verwirklichen« (Andrick 2022, S. 199). Daran können wir arbeiten.

Was können wir tun?

Missverständnisse aufklären
Bei einer Meinungsverschiedenheit können wir nachfragen, ob wir etwas missverstanden haben. Schwierige Situationen lassen sich oft auf diese Weise lösen.

Unfreundlichkeit benennen
Wenn jemand unfreundlich zu uns ist, können wir es ihm sagen. Dann können wir erwarten, dass der andere sein Verhalten ändert und freundlich zu uns ist.

Angemessen auf Verärgerung reagieren
Meistens können wir unsere Emotionen kontrollieren, wenn wir verärgert sind, und haben die Möglichkeit, über eine angemessene Reaktion nachzudenken. Wenn wir ungesteuert auf unsere emotionalen Impulse reagieren, werden Konflikte oft nur schlimmer.

Verbindlich kommunizieren
Wir können verbindlich kommunizieren und umgehend auf den Punkt kommen. Dann sollten wir sagen, was wir meinen, und meinen, was wir sagen.

Was kann das im Einzelfall bedeuten?

Eine Frau fährt zu ihren alten Eltern
Eine 52 Jahre alte Frau möchte mehr Zeit mit ihren hochbetagten Eltern verbringen, solange beide noch leben und gesundheitlich einigermaßen gesund sind. Sie fährt fast jedes Wochenende mehrere hundert Kilometer von ihrem Wohnort zu den Eltern. Obwohl ihr Mann sehr viel Verständnis für das Bedürfnis seiner Frau hat, oft bei ihren Eltern zu sein, hat die Frau zunehmende Schuldgefühle dem Mann gegenüber, da sie meint, er komme vielleicht zu kurz. Nur schwer lässt sie sich von ihm überzeugen, dass sein Verständnis authentisch ist und ihre Schuldgefühle unbegründet sind. Der Vater des Mannes ist nämlich nicht besonders alt geworden und er bedauert im Nachhinein, nicht mehr Zeit mit seinem Vater verbracht zu haben.

4.2 Offen für den anderen sein

Ich bin nicht allein auf dieser Welt – es gibt auch noch die anderen. Aber wer sind die anderen? Unsere Familie, unsere Partnerin oder Partner, unsere Freunde, unsere Kolleginnen und Kollegen, viele andere Menschen, letztendlich die gesamte Menschheit: Alle gehören dazu. Zu den zentralen Themen dieses menschlichen Miteinanders gehören Fragen der Nähe-Distanz-Regulation, denn das Thema Nähe und Distanz spielt sowohl für die Konfliktentstehung als auch für die Konfliktlösung eine maßgebliche Rolle. Sowohl zu große Nähe als auch zu große Distanz können zwischenmenschliche Beziehungen erheblich beeinträchtigen oder sogar zerstören.

In seinem Roman »Lichtjahre« beschreibt James Salter, wie wir uns in unseren Beziehungen oder Partnerschaften ständig selbst aufwerten und im Gegenzug den anderen abwerten. Zunächst geht es uns gut, aber wenn wir schließlich alle unsere Beziehungen zerstört haben, stehen wir alleine da: »Wir retten uns über die Zeit, als wäre das von irgendeiner Bedeutung, und immer auf Kosten anderer. Wir horten uns. Wir haben Erfolg, wenn die anderen scheitern, wir sind klug, wenn sie dumm sind, und wir ziehen weiter, klammern uns fest – bis wir ohne einen Begleiter sind« (Salter 2000a, S. 368). Hier versagt die Kommunikation zwischen zwei Menschen, bis nichts mehr geht und Sprachlosigkeit die Überhand gewinnt.

Vor welchen Herausforderungen stehen wir, wenn wir offen für den anderen sein möchten? Die Antwort auf diese Frage hängt von verschiedenen Aspekten ab: Wie ist die Qualität der Beziehung zu meinem Gegenüber? Welche Gefühle hege ich für sie oder ihn? Fühle ich mich dieser Person nahe oder empfinde ich eine Distanz? Ist der emotionale Abstand zwischen Personen groß, entstehen weniger Probleme, als wenn die emotionale Distanz gering ist. Je größer die Nähe zu jemandem ist, desto größer ist die Herausforderung an unsere Kommunikation und an unsere Fähigkeit zur Nähe-Distanz-Regulation in der Beziehung, da die emotionalen Verwicklungen mit der Nähe zunehmen.

Wie verändert sich unser Denken und Empfinden, wenn wir offen für den anderen sein möchten? »Wir leben in einer Welt, der nichts mehr am Herzen liegt«, behauptet der Philosoph Charles Eisenstein (2012, S. 317). Das scheint in der Tat der Fall zu sein. In unseren zwischenmenschlichen Beziehungen sind wir nicht selten recht ichbezogen. Zugleich haben wir oft keinen guten Zugang zu unseren eigenen Gefühlen, was uns auch den Zugang zu der Gefühlswelt des anderen erschweren kann. Daher ist es wichtig, sowohl die eigenen Gefühle als auch die des anderen bewusst wahrzunehmen.

Offenheit bringt eine erhöhte Verletzbarkeit mit sich. Infolgedessen werfen Kränkungen und emotionale Verletzungen Fragen auf. Bin ich enttäuscht? Bin ich eifersüchtig? Bin ich neidisch? Bin ich verärgert? Bin ich wütend? Spüre ich Hass? Emotional besonders enge Beziehungen werfen weitere Fragen auf. Geht es um Zuneigung? Ist Liebe im Spiel (Barthes 1988; Comte-Sponville 2017)? Ist meine Sexualität berührt (Comte-Sponville 2015; Ahlers 2017)? Wenn das der Fall ist, sollten wir unsere libidinösen Impulse wahrnehmen, damit wir sie bewusst regulieren können und ihnen nicht unbewusst ausgeliefert sind.

Der Begriff Libido hat durch die von Sigmund Freud begründete Psychoanalyse Eingang in den allgemeinen Sprachgebrauch gefunden. Nach seiner Vorstellung stellt die Libido ein zentrales Element unserer Sexualorganisation dar (Freud 1999b). Andere sprechen von Lebenskraft, Überlebenswillen oder einfach von Trieb (Müller-Pozzi 2008). Gemeint ist etwas Ähnliches wie die Libido, wenn nicht das Gleiche. Der Essayist Michel de Montaigne beschäftigt sich ebenfalls mit diesem Thema. »Lust *(volupté)*, das heißt in den *Essais:* eine von Maß und Besinnung veredelte Hingabe an das Geschenk der Daseinsfülle« (Friedrich 1949, S. 400). Das lateinische Wort *libido* wird übrigens mit Betonung auf der zweiten Silbe ausgesprochen. Der Musiker Kurt Cobain macht es also in dem Song *Smells Like Teen Spirit* der Rockband *Nirvana* völlig richtig.

Unsere Sexualität zu zähmen kann ein schwieriges Unterfangen sein. Zahllose Filme und Romane, Theaterstücke und Opern erzählen davon. Ohne solche Geschichten wäre das Leben nur halb so interessant. »Glücklicherweise waren die kulturellen Versuche, die Sexualität zu zähmen, nie ganz erfolgreich. So bleibt Sex eine mächtige Kraft, fähig, die sicherste Festung des Selbst, das geordnete Leben und die am strengsten kontrollierte Persönlichkeit zu zertrümmern« (Eisenstein 2012, S. 319). Das ist gut so, denn in der Sexualität geben wir Kontrolle ab und steigern unser Gefühl der Lebendigkeit ganz erheblich (Comte-Sponville 2015; Ahlers 2017).

Wir haben viele Möglichkeiten, unsere Offenheit für andere zu zeigen. Wir können offen aufeinander zu- und ehrlich miteinander umgehen. Wir können die Zwischentöne unserer zwischenmenschlichen Beziehungen wahrnehmen und darauf reagieren. Wir können den anderen sehen und Interesse für ihn zeigen. Wir können Verständnis haben und unser Mitgefühl äußern. Wir können uns emotional für den anderen öffnen und Persönliches preisgeben. »Wenn ›mein‹ keine Bedeutung hat, ist teilen leicht« (Eisenstein 2012, S. 410). Irgendwann stoßen wir aber an Grenzen, an unsere eigenen und an die des anderen. Diese Grenzen sollten wir wahrnehmen und respektieren. Sehen und gesehen werden, akzeptieren und akzeptiert werden – zwischenmenschliche Beziehungen sind keine Einbahnstraße und sollten es auch nicht sein.

Unsere Impulse und Bedürfnisse nach Nähe, Zuneigung, Liebe und Intimität sollten wir in unser Bewusstsein rufen, damit wir gut mit ihnen umgehen können. Im Einzelfall mag das Unterschiedliches bedeuten, denn wir können unsere Bedürfnisse verbergen oder äußern, unsere Impulse unterdrücken oder ihnen nachgeben, unsere Wünsche leugnen oder sie realisieren. Gute Beziehungen sind durch Vertrauen und Liebe geprägt. »Liebe ist die entscheidende Kraft unseres Innenlebens und unseres Verhältnisses zur Welt« (Andrick 2022, S. 202). Sie bestimmt ganz wesentlich unsere Beziehungen (Comte-Sponville 2017). Liebe kann auf verschiedene Arten und Weisen zum Ausdruck kommen: als Liebe zu sich selbst, als Liebe zum Nächsten, aber auch als Liebe zur Welt. »Ein immenses Potenzial an Sinn und somit Energie bietet das, was Menschen *Liebe* nennen« (Schmid 2013, S. 10). Dieses Potenzial und diese Energie können uns dabei helfen, über uns hinauszuwachsen. Der Philosoph Friedrich Nietzsche lokalisiert die Liebe und damit das Leben in uns selbst: »Das wahre Leben, das ewige Leben ist gefunden, – es wird nicht verheißen, es ist da, es ist *in euch:* als Leben in der Liebe, in der Liebe ohne Abzug und Ausschluß, ohne Distanz« (Nietzsche 1960c, S. 1191).

Charles Eisenstein ist davon überzeugt, dass alles, was aus Liebe in die Welt gebracht wird, von Dauer ist. Das, was wir aus Liebe geben, wirkt unendlich lange weiter. Das hört sich sehr nach ewiger Liebe an. Doch gibt es ewige Liebe? Vielleicht, vielleicht auch nicht. In seinem ersten Brief an die Gemeinde in Korinth beschreibt der Apostel Paulus das Wesen der ewigen Liebe: »Die Liebe ist langmütig, die Liebe ist gütig. Sie ereifert sich nicht, sie prahlt nicht, sie bläht sich nicht auf. Sie handelt nicht ungehörig, sucht nicht ihren Vorteil, lässt sich nicht zum Zorn reizen, trägt das Böse nicht nach. Sie freut sich nicht über das Unrecht, sondern freut sich an der Wahrheit. Sie erträgt alles, glaubt alles, hofft alles, hält allem stand. Die Liebe hört niemals auf« (1. Korinther 13,4–8).

Doch im wirklichen Leben ist die Liebe oft nicht ewig. Nicht selten endet sie irgendwann recht plötzlich. Warum das so ist, hat die Soziologin Eva Illouz untersucht (Illouz 2018). Den Grund sieht sie in den unterschiedlichen Bedürfnissen von Mann und Frau. Während Männer typischerweise in der Liebe ihre Unabhängigkeit wahren möchten, suchen Frauen eher eine enge Bindung und eine zeitliche Perspektive für ihre Liebe. Ist diese nicht gegeben, hört die Liebe häufig sehr schnell auf. Der Schriftsteller James Salter hat darüber den atmosphärisch dichten Roman »Ein Spiel und ein Zeitvertreib« (Salter 2000b) geschrieben, in dem die unterschiedlichen Erwartungen zweier junger Liebender aneinander und die daraus resultierende Entfremdung überaus deutlich werden.

Was können wir tun?

Offen hinsichtlich unserer Gefühle sein
Wir können mit uns selbst und mit anderen offen hinsichtlich unserer Gefühle sein. Wir können zuversichtlich sein, dass ein offener Umgang miteinander auf längere Sicht trägt, auch wenn es eine Zeitlang schwirig ist.

Sich der Bedürfnisse der anderen bewusst werden
Wir können uns die Wünsche und Bedürfnisse anderer Menschen bewusstmachen. Wir können uns bemühen, ihre Wünsche und Bedürfnisse zu verstehen, auch wenn wir sie nicht teilen.

Den Standpunkt des anderen verstehen
Wir können uns den Standpunkt eines anderen vor Augen führen. Wir können uns bemühen, seine Beweggründe zu verstehen, auch wenn wir anderer Meinung sind und an unserer Meinung festhalten.

4 Für andere sorgen

> **Partnerschaften stärken, Freundschaften pflegen**
> Wir können viel dazu beitragen, unsere Partnerschaften zu stärken oder unsere Freundschaften zu pflegen. Wir können unsere Zeit und Energie in diejenigen Beziehungen einbringen, die uns wirklich wichtig sind.

Was kann das im Einzelfall bedeuten?

Ein Mann steht zwischen zwei Frauen
Ein 38 Jahre alter Mann verliebt sich in eine deutlich jüngere Kollegin, die ihrerseits Interesse an dem Mann signalisiert hat. Die beiden treffen sich immer häufiger und vertiefen ihre Beziehung, ohne dass die Partnerin des Mannes etwas von der Beziehung erfährt. Der Mann gerät in einen Abhängigkeits-Autonomiekonflikt und erwägt, sich von seiner Partnerin zu trennen. Angesichts des für ihn unlösbar erscheinenden Konflikts bringt der Mann den Mut auf, seiner Partnerin von der neuen Beziehung zu seiner Kollegin zu erzählen. Die Partnerin ist schwer gekränkt und reagiert sehr heftig. Sie macht dem Mann Vorwürfe und droht, sich von ihm zu trennen. Im Laufe der nächsten Tage denkt sie allerdings über eigene Anteile an der Entfremdung zwischen ihr und dem Mann nach. Sie fragt sich, ob sie vielleicht Chancen für ein Gespräch mit dem Mann ungenutzt hat verstreichen lassen. Trotz ihrer Wut sagt sie dem Mann, dass sie zumindest seine Ehrlichkeit schätze. Er ist ihr für diese Äußerung dankbar und so kommen sie miteinander ins Gespräch.

5 Zu viele Möglichkeiten

> Der junge Mann steht ratlos vor der riesigen Vielfalt an Möglichkeiten, die sich vor ihm auftun. Er könnte beinahe unendlich viele Dinge tun: unendlich viele Menschen kennenlernen, an unendlich viele Orte reisen, unendlich viele Sachen kaufen, unendlich vieles ausprobieren. Er könnte aber auch (fast) unendlich vieles sein lassen. Das muss er selbst entscheiden. Aber wonach soll er sich bei seinen Entscheidungen richten? Wie soll er kluge Entscheidungen treffen? Was will er wirklich? Was würden die anderen sagen? Das kann er nur schwer sagen. Er fühlt sich hin- und hergerissen, er ist von der Fülle der Optionen überwältigt und überfordert. Er sieht sich einfach mit zu vielen Möglichkeiten konfrontiert. Nicht zu entscheiden ist auch eine Entscheidung, eine Entscheidung für das Abwarten. Der junge Mann beschließt, sich bei seiner Auswahl zu beschränken. Er besinnt sich auf die alte Erkenntnis: Weniger ist mehr.

Wir leben in einer Welt des »Zuviel«, in der wir ununterbrochen mit einer großen Fülle verschiedenster Möglichkeiten konfrontiert werden. Angesichts der Fülle sind wir uns oft unserer eigentlichen Bedürfnisse nicht bewusst (▶ Abb. 6). Vernachlässigen wir aber unsere eigenen Bedürfnisse, etwa weil wir sie nicht wirklich wahrnehmen, entsteht leicht ein Gefühl der Unzufriedenheit. Diese Unzufriedenheit kann sich auf uns selbst, auf andere Menschen oder auf unser gesamtes Leben auswirken. Um unsere Unzufriedenheit zu kompensieren, lassen wir uns gerne von der Fülle der sich anbietenden Möglichkeiten verführen und eifern diesen kopflos nach, auch wenn wir genaugenommen ganz andere Bedürfnisse haben. Die Diskrepanz zwischen fehlender Befriedigung echter Bedürfnisse und ersatzweiser Erfüllung nachrangiger Wünsche kann erheblichen Stress auslösen, der uns auf die Dauer krank macht.

5 Zu viele Möglichkeiten

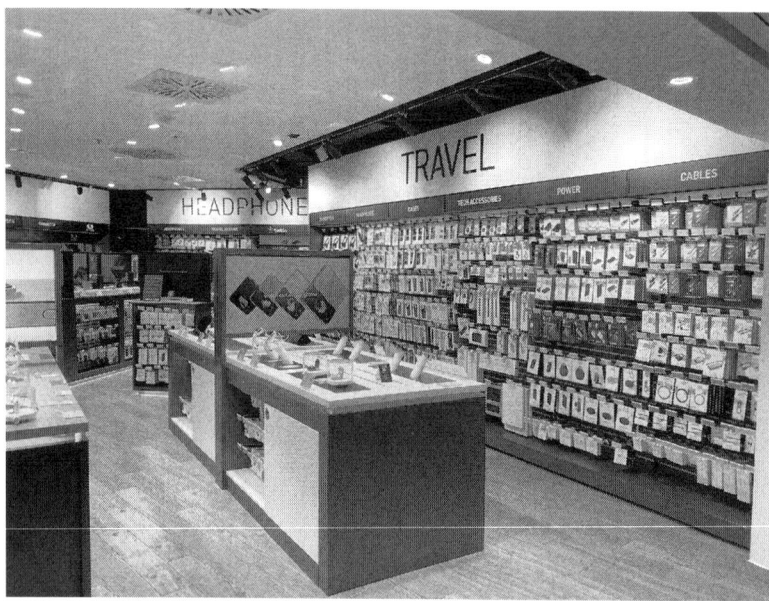

Abb. 6: Eine große Auswahl des Immergleichen ...

Die beinahe grenzenlose Vielfalt an Möglichkeiten, die zur Befriedigung unserer Wünsche und Bedürfnisse zur Verfügung stehen, stellt eine große Herausforderung dar, weil sie uns ständig zu Entscheidungen zwingt, ob wir wollen oder nicht. Keiner blickt durch das überbordende Angebot durch (▶ Abb. 7). Der Wald ist vor lauter Bäumen nicht zu erkennen (Skidelsky & Skidelsky 2013). Dennoch werden wir unentwegt zu Entscheidungen gezwungen. Doch trotz des überwältigenden Angebots – oder gerade deshalb – entsteht sehr viel Unzufriedenheit. Paradoxerweise betrifft das häufig gerade die Menschen, die freien Zugang zu einem besonders großen Angebot haben. Zugleich besteht eine große Verteilungsungerechtigkeit in der Welt, so dass viele Menschen keinen Zugang zu den vielen Möglichkeiten haben und an der Fülle nicht partizipieren können, sei es, weil bestimmte Optionen vor Ort nicht zur Verfügung stehen, oder sei es, weil den Menschen die finanziellen Mittel fehlen. Diese komplexe

Schieflage kann zur Überforderung des Einzelnen führen und zur Stressentstehung beitragen. Wie lösen wir diese widersprüchliche, höchst irritierende Spannung (auch »kognitive Dissonanz« genannt) auf? Die Lösung kann nur in einer sorgfältigen Auswahl oder erheblichen Beschränkung liegen, die allerdings so ausfallen sollte, dass sie unserer Selbstsorge förderlich ist und zu nachhaltiger Bedürfnisbefriedigung führt.

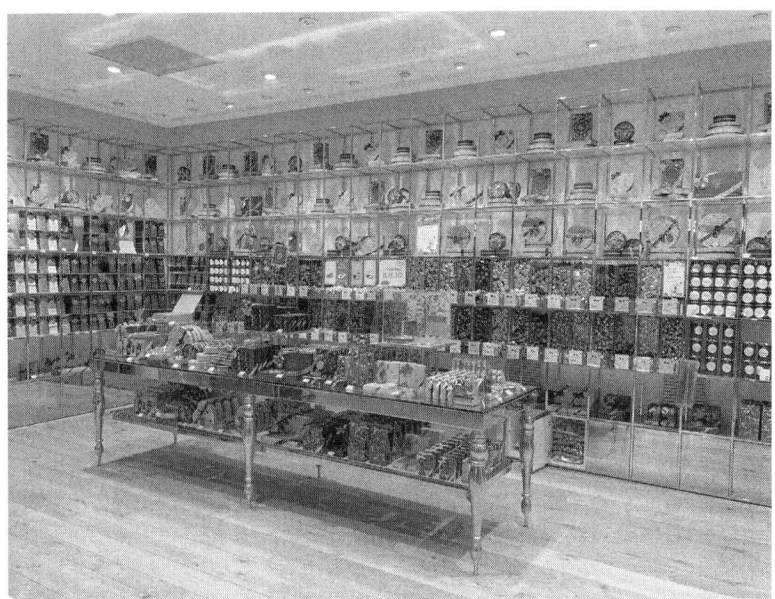

Abb. 7: Noch mehr des Immergleichen ...

Angesichts der vielen Möglichkeiten kann sich unser Denken und Empfinden verändern. Die Technisierung aller Lebensbereiche, die zunehmende Digitalisierung, die industrielle Massenproduktion sowie die weltweite Verbreitung der sozialen Medien tragen zur Veränderung unseres Denkens bei, denn sie sind Teil der unzähligen Optionen, die uns – zumindest in den industrialisierten Ländern – zur Verfügung stehen. Doch die vielen Möglichkeiten machen uns nicht automatisch glücklich. Vielmehr verlieren wir angesichts der Vielfalt den Überblick und stehen orientierungslos vor dem Angebot.

Die uns zur Verfügung stehenden Möglichkeiten stellen uns immer wieder vor die zunächst sehr einfach anmutende Frage »Haben oder Sein?« (Fromm 1979). Doch diese Frage hat es in sich. Wollen wir immer mehr besitzen oder wollen wir uns mehr um ein erfülltes Dasein kümmern? Vor dieser Frage stehen wir immer wieder. Die Antwort liegt allerdings nahe. Wenn wir weniger haben, müssen wir uns mit weniger herumschlagen und können viel mehr sein. Wir müssen uns weniger kümmern und bürden uns weniger Unsinniges auf. Aber die entsprechenden Konsequenzen aus dieser Antwort zu ziehen, fällt uns meistens schwer.

Um unsere Konfusion zu beheben, können wir versuchen, uns besser zu orientieren und den Überblick wiederzuerlangen. Wir können uns beschränken und aus einem begrenzten Angebot sorgfältig auswählen. Schließlich können wir auf vieles einfach verzichten. Wir können aber auch offen für Neues sein, denn manches Neue hilft uns bei unserem Bemühen um bessere Selbstsorge. Anderes hält uns hingegen von guter Selbstsorge ab. Wir müssen nur das eine vom anderen unterscheiden.

Das Gleiche trifft auch auf unser Handeln zu. Wenn wir unter ausgeprägtem Stress stehen, kann unsere auf Illusionen beruhende Euphorie uns zum Durchhalten verhelfen. Damit stellen wir zunächst unser Überleben sicher. »Wir schalten unser Denken und unsere ureigene Reflexionsfähigkeit aus und setzen alles auf eine Karte [...]« (Bock 2020, S. 123). Wir reden uns ein, dass es genau *dieser* Lebensentwurf sein muss, der verwirklicht werden soll. Aber diese Illusion können wir nur eine Zeitlang aufrechterhalten. Daher hält die Euphorie nicht ewig an. Durch den stressbedingten Tunnelblick verlieren wir die Übersicht und werden orientierungslos. An dieser Stelle kann die Relativierung unseres übertriebenen Ehrgeizes beziehungsweise unserer Übermotivation hilfreich sein, um den Überblick wiederzuerlangen. »Übermotivation funktioniert mit übertriebenen, geradezu inbrünstigen Hoffnungen und Erwartungen« (Bock 2020, S. 123). Daher sollten wir übertriebene Hoffnungen und Erwartungen in einen angemessenen Kontext setzen und so einen engeren Realitätsbezug herstellen. Gegebenenfalls sollten wir unsere Übermotivation mäßigen und unseren Ehrgeiz hinterfragen, damit wir nicht an überhöhten Selbstansprüchen scheitern.

Was können wir tun?

> ### Erwartungen an sich selbst reduzieren
> Wir können die Erwartungen, die wir an uns selbst stellen, reduzieren. Das kann unser Selbstwertgefühl stärken und zu größerer innerer Freiheit führen.
>
> ### Positiven Gedanken Raum geben
> Wir können positiven Gedanken und Impulsen mehr Raum geben. Wir können negativen Gedanken oder Impulsen positive Gedanken entgegensetzen.
>
> ### Seine Unabhängigkeit steigern
> Wir können unsere Unabhängigkeit steigern, indem wir sagen: »Ich möchte ...« oder »Ich könnte ...« statt »Ich sollte ...« oder »Ich muss ...«
>
> ### Den Worten Taten folgen lassen
> Wir können unseren Worten Taten folgen lassen, insbesondere wenn wir Konflikte lösen oder einen Streit beilegen. Wir können zeigen, dass wir es ernst meinen, wenn wir unsere Ankündigungen auch umsetzen.

Was kann das im Einzelfall bedeuten?

Ein zurückgezogener Banker wird aktiv
Ein 42 Jahre alter alleinlebender Bankangestellter sitzt täglich im Homeoffice und geht nur sehr selten an seinen Arbeitsplatz in der Bank. Er hat alle Freundschaften einschlafen lassen und sämtliche

sozialen Kontakte eingestellt. Da er schon immer wenige Freundschaften hatte, geht er außer zum Einkaufen kaum aus dem Haus. Sein einziger Bekannter, mit dem er gelegentlich Sport gemacht hat, ist in eine andere Stadt gezogen, so dass auch diese Aktivität weggefallen ist. Der einzige Kontakt, den der Mann noch hat, ist der zu seiner Mutter. In einem Moment tiefer Niedergeschlagenheit führt er sich seine Situation vor Augen und realisiert, dass er etwas ändern muss. Er nimmt sich vor, seine sozialen Kontakte zu reaktivieren und wieder mehr Sport zu machen. Er ruft einen Kollegen aus seiner Abteilung an und schlägt vor, dass sie zusammen laufen gehen. Der Kollege sagt zu und die beiden Männer treffen sich am nächsten Tag draußen in einer Grünanlage.

5.1   Eine Vielfalt an Optionen

In der globalisierten Konsumkultur steigen die Bedürfnisse der Menschen in vielerlei Hinsicht an (Illouz 2018). Mit der Befriedigung dieser Bedürfnisse steigt natürlich auch der Ressourcenverbrauch. Ein Motor dieser Entwicklung auf dem globalen Spielfeld ist das sogenannte Marketing, das Konsumbedürfnisse künstlich wecken soll, damit mehr Dienstleistungen oder Produkte gewinnmaximierend abgesetzt werden. Ständig bekommen wir suggeriert, was wir tun oder lassen sollen, was wir kaufen oder nicht kaufen sollen, was wir brauchen oder nicht brauchen, was wir wollen oder nicht wollen sollen (Baumann 2009). Überforderung ist eine häufige Folge. »Das Problem ist das der persönlichen Wahl, die wir zu treffen haben in jedem Moment, mit jedem Schritt, den wir tun« (Schmid 1991, S. 29).

Alles hat mehrere Aspekte – es kommt allerdings darauf an, welche Aspekte man betont und wie man sie bewertet. Bewerten wir etwas als entbehrlich, fällt es uns leichter, diese Option zu verwerfen. Die bewusste Reduktion oder Begrenzung der Möglichkeiten, die für uns in Frage kommen, ist der Mäßigung förderlich und hilft uns dabei, uns nach unseren eigenen und eigentlichen Bedürfnissen zu richten (Sloterdijk 2009). Wenn wir unsere wirklichen Bedürfnisse erkennen und uns für deren Erfüllung engagieren, finden wir Lösungen auch in Situationen, in denen wir uns zunächst durch die Menge der Optionen überfordert fühlen.

Wir müssen mit der Vielfalt an Möglichkeiten zurechtkommen und sinnvoll mit ihr umgehen. Daher ist es ratsam, seine wahren Bedürfnisse und Wünsche zu kennen. Das kann manchmal schwierig sein, ist aber nicht unmöglich, denn die Psyche ist widerstandsfähiger, als wir meinen. Wenn wir uns auf unsere persönlichen Stärken konzentrieren, können wir uns gegen Überforderung von außen zur Wehr setzen. Man könnte in diesem Zusammenhang auch von »Psychoimmunologie« sprechen, denn jeder Mensch hat die Möglichkeit, den Belastungen, denen er ausgesetzt ist, etwas entgegenzusetzen und sich dadurch zu schützen.

Wie verändert sich unser Denken und Empfinden angesichts der Optionen, die wir haben? Angesichts der Vielfalt kann ein Gefühl der Konfusion aufkommen. Zudem kann uns die Vielfalt des Mach- und Erlebbaren von unseren eigentlichen Vorhaben ablenken. Die vielen Möglichkeiten können uns unter erheblichen Optimierungsstress (Kahneman 2012) setzen und uns vor die Frage stellen: Was will ich wirklich? Wenn wir hin- und hergerissen sind, kommen wir nur langsam weiter und finden auf diese Frage keine leichte Antwort. Auch der Menge und Vielfalt unserer Aufgaben begegnen wir oft mit Unschlüssigkeit. Was soll ich tun, was soll ich lassen? Welche Herausforderungen soll ich annehmen, welche werde ich letztendlich nicht bewältigen können? Womit fange ich an?

Nicht selten kehrt sich die Unschlüssigkeit um in Übermotivation. Alles will ich tun, nichts kann ich auslassen. Dabei trauen wir uns sehr viel zu, ohne an unsere eigenen Leistungsgrenzen zu denken. Viele Projekte werden begonnen, doch oft fehlt das langfristige Durchhaltevermögen, um die Dinge auch zum Abschluss zu bringen. Übermotivation »ist die Suche nach Euphorie, der intensivsten und zugleich kürzesten Emotion, die Menschen kennen« (Bock 2020, S. 123). So kann der Zauber eines Neubeginns sehr schnell in einer belastenden Dauerfrustration enden. Die anfängliche Euphorie führt zur völligen Verausgabung und zieht das Gefühl des totalen Versagens nach sich.

Angesichts der großen Fülle der sich uns bietenden Möglichkeiten können wir die Vielfalt bewusst begrenzen und unsere Optionen gezielt einschränken. Wir können unsere Ansprüche an uns selbst und an andere reduzieren. Wir können uns selbst Einhalt gebieten und bestimmte Möglichkeiten von vornherein ausschließen. Wir können nach dem Sinn einer Angelegenheit fragen und uns an der Antwort auf diese Frage orientieren (Schmid 2013). Wir können uns auf unsere Stärken konzentrieren und uns zugleich auf das Wichtige fokussieren (Goleman 2015). Wir sollten dabei stets unsere eigenen Ziele im Auge behalten. Das wäre schon ein Erfolg.

Der Philosoph Michael Andrick (2022) hinterfragt die herkömmliche Definition von Erfolg, weil sie zu falschem Ehrgeiz führt. »Von einem ›Erfolg‹ zu reden heißt, ein bestimmtes Ergebnis für bedeutsam und erstrebenswert zu erklären; es heißt *nicht*, eine Tatsache zu benennen« (Andrick 2022, S. 105). Die Definition von Erfolg ist also relativ, das heißt, sie hängt nicht von irgendwelchen äußeren, vermeintlich objektiven Gegebenheiten ab. Wir können unsere Definition von Erfolg relativieren und an unsere wirklichen Wünsche und Bedürfnisse anpassen. Das bedeutet, dass wir uns nicht nach den Erfolgserwartungen anderer richten müssen, sondern selbst bestimmen können, was wir als Erfolg gelten lassen wollen und was nicht (Wehmeier 2016).

Was können wir tun?

> **Seine Arbeit selbst bestimmen**
> Wir müssen uns nicht völlig von unserer Arbeit dominieren lassen. Wir können darauf hinwirken, Art und Ausmaß unserer Arbeit weitgehend selbst zu bestimmen.

Erfolg für sich selbst definieren
Wir müssen uns von anderen nicht sagen lassen, was es heißt, erfolgreich zu sein. Wir können selbst definieren, was für uns einen Erfolg darstellt und was nicht.

Offen für neue Erfahrungen sein
Wir können für neue Erfahrungen und neue Menschen offen sein. Wir können uns von neuen Chancen anregen lassen und etwas Neues ausprobieren.

Fragen aus einer neuen Perspektive betrachten
Wir können uns Zeit nehmen, um Fragen zu beantworten, die uns wichtig erscheinen. Wir können diese Fragen aus einer neuen Perspektive betrachten und so auf neue Antworten kommen.

Was kann das im Einzelfall bedeuten?

Eine Ärztin fängt beruflich neu an

Eine 40 Jahre alte Ärztin, die seit zehn Jahren in der klinischen Arzneimittelforschung arbeitet, möchte neue Kompetenzen erwerben und sich ein neues Tätigkeitsfeld eröffnen. Aus einer vorherigen Erschöpfungserfahrung heraus hat sie sich intensiv mit der Psyche beschäftigt und sich mit der Frage auseinandergesetzt, wie sie sich ihr zukünftiges Leben vorstellt. Sie wünscht sich dringend Entlastung, und so bewirbt sie sich in einer Klinik für psychosomatische Medizin. Sie bekommt die Stelle als Stationsärztin und beginnt eine Weiterbildung zur systemischen Psychotherapeutin.

5.2 Welchen Weg soll ich gehen?

Für einen selbstbestimmten Weg in die Zukunft ist es wichtig, sich Gedanken über seine Ziele zu machen. Wo möchte ich hin? Wie weit will ich gehen? Wie will ich leben (Bieri 2012)? Die meisten Menschen haben Ziele, die auf den ersten Blick recht einfach erscheinen: Klarheit über sich gewinnen, Verantwortung für sich selbst übernehmen, seine Würde bewahren, etwas Weisheit erlangen, alles um ein möglichst freies und glückliches Leben zu führen. Doch dies sind sehr allgemein gehaltene Ziele, die im Einzelfall eine genauere Beschreibung erfordern.

Um seine eigenen Ziele näher zu bestimmen, ist zunächst eine klare Sicht auf die gegenwärtige Situation wichtig. Wo stehe ich? Welches Ziel möchte ich erreichen? Was ermöglicht mir das? Was vermeide ich vielleicht dadurch? Unsere Antworten auf diese Fragen bestimmen dann ganz wesentlich unseren Weg in die Zukunft. Beim Blick nach vorne ist Weitsicht gefragt, denn je weiter die Perspektive, desto mehr Optionen kommen in Betracht. Die Zukunft beinhaltet die Gesamtheit aller Möglichkeiten. Nur das Unmögliche hat keine Zukunft.

Manchmal sind uns unsere Ziele nicht klar und wir stehen vor der Frage, wohin die Reise gehen soll. Doch für den Weg in die Zukunft sind Ziele wichtig. Ziele ergeben sich aus dem Sinn. Die Frage nach dem Sinn führt sehr schnell zu existenziellen Themen. Das macht es schwer, sich mit solchen Fragen auseinanderzusetzen. Aber das Nachdenken über Sinnfragen ist unumgänglich, denn Sinnfragen sind Lebensfragen und Lebensfragen verlangen Antworten.

Im Laufe des Lebens stellt sich immer wieder die Frage nach einer tragfähigen Zukunftsperspektive, die uns Aussicht auf Zufriedenheit verspricht. »Zufriedenheit hängt davon ab, welche Ziele wir uns setzen und wie wir bei ihrer Verfolgung mit uns selbst und Anderen umgehen« (Andrick 2022, S. 108). Unseren Weg sollten wir daher sorgfältig auswählen, »denn dieser Lebensweg ist einmalig und unwiederholbar« (Andrick 2022, S. 95). Wir können ihn nicht nochmals gehen.

Angesichts der Frage nach dem richtigen Weg verändert sich unser Denken und Empfinden. Viele Menschen kennen Momente, in denen das Leben sinnlos erscheint und sie keinen Weg nach vorne sehen. Weder Ziel noch Richtung sind erkennbar. Dann entsteht schnell das Gefühl, festzusitzen oder auf der Stelle zu treten. Wir sind unbeweglich und fühlen uns im Hier und Jetzt gefangen. Eigentlich würden wir gerne weiterkommen, aber dazu brauchen wir Ziele. Doch welche Ziele soll ich mir setzen? Was kann so bleiben? Was soll anders werden? Was möchte ich hinter mir lassen? Wovon will ich mehr? Von den Antworten auf diese Fragen hängt die Richtung ab, in die wir uns fortbewegen.

Meistens haben wir mehrere Möglichkeiten, wenn wir vor der Entscheidung stehen, welchen Weg wir gehen. Unsere Möglichkeiten ergeben sich aus unseren individuellen Antworten auf die Frage nach dem »richtigen« Weg. Doch zuvor sollten wir Klarheit über unsere Wertvorstellungen, Wünsche und Bedürfnisse gewinnen, denn sie bestimmen weitgehend den Sinn, den wir unserem Leben geben. Unsere Ziele ergeben sich dann wie von selbst aus dem Sinn (Schmid 2013).

»Die Fähigkeit, sich selber Werte setzen zu können, ist eine wesentliche Bedingung und Eigenschaft der Gelassenheit« (Strässle 2013, S. 95). Gelassenheit setzt also Sinn voraus. »Wirklichkeit und Selbst sind die gedanklichen Klammern, mit deren Hilfe wir im Nachdenken den Sinn aller Dinge und unseres eigenen Lebens herstellen und festhalten« (Andrick 2022, S. 120). Diese Erkenntnis hat konkrete Implikationen für unsere Lebensführung. Der Philosoph Charles Eisenstein ruft zu einem sinngeleiteten und damit wahrhaftigen Leben auf: »Alles, was wir tun können und müssen, ist ein Leben zu führen, das Sinn ergibt. [...] Lassen Sie uns ein Leben führen, das Sinn im Licht aller Wahrheiten ergibt, zu denen wir erwachen« (Eisenstein 2012, S. 778). Um die Sinnfrage kommen wir also nicht herum.

Aber nicht nur unsere Ziele, sondern auch unsere Willensstärke ergibt sich aus der Orientierung am Sinn. Wenn wir unser Leben als »Entfaltungsprozess« (Bock 2020, S. 193) begreifen, können wir uns von Ambivalenzen befreien und ein »entstörtes« Leben führen, das zugleich ein sinnvolles und zielgerichtetes Leben ist. Sobald wir unsere Ziele vor Augen haben, können wir den Weg einschlagen, der uns geeignet erscheint, die Ziele erreichen zu können. Dazu ist es wichtig, nach vorne zu schauen. Wir wissen natürlich nicht, was die Zukunft bringt. Es gibt keine Erfolgsgarantie, denn wir sind fehlbar und können scheitern (Jaspers 1973). »Wollen und Planen bedeutet keine Gewähr, das Ziel zu erreichen; Verzicht und Hoffnungslosigkeit bedeutet keine Gewißheit, das Ziel zu verfehlen; wo eine Tür offen steht, schlägt der Zufall sie zu, wo sie verschlossen ist, macht der Zufall sie auf; zwischen Wunsch und Erfüllung, zwischen Entsagen und Verlust waltet kein begreiflicher Zusammenhang, sondern das Absurde« (Friedrich 1949, S. 398). Wir müssen also stets mit der Möglichkeit des Scheiterns rechnen. Doch ein Scheitern muss nicht das Ende sein. Scheitern birgt die Chance, aus unseren Fehlern zu lernen und mit neuer Zuversicht weiterzumachen (Pépin 2016).

Was können wir tun?

> **Sich Zeit für Entscheidungen nehmen**
> Wir sollten uns genug Zeit nehmen, um weitreichende Entscheidungen zu treffen. Wir sollten keine irreversiblen Entscheidungen treffen, wenn wir erschöpft oder niedergeschlagen sind, da solche Entscheidungen oft später bereut werden.
>
> **Mit Unsicherheiten umgehen**
> Wir sollten uns genügend Spielraum lassen, um mit Unsicherheiten oder unerwarteten Schwierigkeiten umzugehen. Als Alternative zu »Plan A« sollten wir nach Möglichkeit einen »Plan B« bereithalten.

Unsere Emotionen regulieren
Wir sollten warten, bis heftige Emotionen nachlassen, bevor wir auf Enttäuschungen durch andere Menschen reagieren. Probleme werden oft nur schlimmer, wenn wir bei der Lösungssuche unseren Emotionen blind folgen.

Offen sein für ungewöhnliche Wege aus schwierigen Situationen
Wir können für ungewöhnliche Wege aus schwierigen Situationen offen sein. Wir können die Lösungen, die sich uns bieten, in Erwägung ziehen und zugleich nach neuen Möglichkeiten schauen.

Was kann das im Einzelfall bedeuten?

Eine Ärztin stimmt sich besser ab
Eine 38 Jahre alte Ärztin mit zwei Kindern arbeitet in einer großen Klinik. Zusätzlich zu den 40 Wochenstunden fallen wegen der vielen Arbeit Überstunden an, dazu kommen häufige Nachtdienste an Wochenenden und Feiertagen. Ihr Partner arbeitet auf halber Stelle für eine Werbeagentur im Homeoffice und hat dadurch mehr Zeit als die Ärztin, sich um die Kinder zu kümmern. Da sonst keine Angehörigen in der Nähe wohnen, müssen die Ärztin und ihr Partner sich sehr gut miteinander abstimmen, um ihren eng getakteten Alltag einigermaßen bewältigen zu können. Übrig bleibt dabei nicht viel Raum zur Erholung, geschweige denn für gemeinsam verbrachte Zeit. Daher stimmt sich die Ärztin noch enger als bisher mit ihrem Partner ab.

5.3 Sich für das Richtige entscheiden

Entscheidungen sind Antworten auf die Frage, welchen Weg wir gehen möchten. Wenn wir wichtige Entscheidungen treffen, sollten wir nach Möglichkeit unabhängig und selbstverantwortlich entscheiden. Es ist schließlich unsere Entscheidung. Wir haben die Wahl. Wir zahlen den Preis. Wie wir aus Erfahrung wissen, spielen rationale Überlegungen bei Entscheidungen oft nur eine untergeordnete Rolle. Emotionen sind mindestens genauso wichtig, oft sogar wichtiger. Die wichtigsten Entscheidungen unseres Lebens treffen wir ohnehin überwiegend nach Gefühl, beispielsweise die Berufswahl, eine Partnerschaft oder den Kauf einer Immobilie. Was sagt mir mein Bauchgefühl? Was sagt mir mein Herz? Wir können uns dafür entscheiden, ein Luftschloss zu bauen, nur führt das häufig zur Enttäuschung, spätestens dann, wenn das Schloss sich in Luft auflöst. Um Entscheidungen kommen wir also nicht herum – auch nicht um das Risiko, durch Fehlentscheidungen enttäuscht zu werden.

Bei unseren Entscheidungen müssen wir uns stets an die Grenzen halten, die uns die Realität vorgibt. Das ist das sogenannte Realitätsprinzip, das uns unsere Grenzen manchmal auf schmerzhafte Weise vor Augen führt. Die Realität kann unter Umständen hart und schwer zu akzeptieren sein. Aber angesichts einer unschönen Realität sollten wir zur Einsicht gelangen: Es ist nun einmal so, wie es ist. Wenn wir Änderungsbedarf sehen und wir die Dinge ändern können, sollten wir das tun. Wenn wir aber nichts ändern können, müssen wir die Dinge akzeptieren, wie sie sind. Es hat keinen Zweck, mit dem Kopf durch die Wand zu wollen. Wir müssen lernen, aussichtslose Kämpfe aufzugeben und Kompromisse einzugehen. Dazu muss man sich entgegenkommen und miteinander reden.

Wir können sehr viel für uns tun. Wir können aber auch sehr viel für andere tun. Doch was wir für uns und für andere tun, müssen wir selbst entscheiden. Letztendlich stehen wir für die Konsequenzen unserer Entscheidungen selbst ein, mögen sie gut oder schlecht gewesen sein. Zudem müssen wir bei vielen Entscheidungen die Ungewissheit über das Ergebnis der Entscheidung einkalkulieren, da die Folgen unserer Entscheidungen oft nicht genau abzusehen sind. Sich zu enthalten und nicht zu entscheiden ist natürlich auch eine Entscheidung, die ebenfalls unvorhersehbare Folgen nach sich zieht. So bleibt bei Entscheidungen so gut wie immer ein unbestimmbares Restrisiko bestehen.

Entscheidungen können sehr herausfordernd sein, gerade wenn wir unbedingt die »richtige« Entscheidung treffen möchten, ohne genau zu wissen, was die »richtige« Entscheidung eigentlich ist. Manchmal ist es eine Herausforderung, überhaupt eine Entscheidung zu treffen. Dann kann es hilfreich sein, nach der Sinnhaftigkeit der Angelegenheit zu entscheiden. Stehen Aufwand und Resultat in keinem guten Verhältnis, ist eine Sache wahrscheinlich nicht sinnvoll, so dass eine abschlägige Entscheidung angemessen ist.

Bei Entscheidungen stellt sich zunächst die Frage, nach welchen Gesichtspunkten wir überhaupt entscheiden sollen. Manchmal spüren wir Ambivalenz hinsichtlich der Entscheidungen, vor denen wir stehen. Manchmal spüren wir Unentschlossenheit. Manchmal ist es gut, Zweifel zu überwinden und entscheidungsfreudig zu sein. Aber dann sollten wir bereit sein, die Verantwortung für unsere Entscheidung zu übernehmen und für mögliche Fehlentscheidungen geradezustehen. Nicht selten erfordern Entscheidungen Neugierde, Mut und Unerschrockenheit (Bock 2020). Die Politikwissenschaftlerin Petra Bock rät uns dazu, »Neues auszuprobieren und Herausforderungen mutig ins Auge zu sehen« (Bock 2020, S. 110). Nur wenn wir bereit sind, unsere innere Haltung zu modifizieren, können wir unkonventionelle Entscheidungen treffen. Das setzt voraus, dass wir offen für neue Information und neue Perspektiven sind. Wirklich wichtige Ziele erreichen wir nur, »wenn wir erwachsen, mutig, neugierig und klar sind« (Bock 2020, S. 111). Dann können wir zuversichtlich nach vorne blicken.

Von der Frage nach dem Sinn einer Entscheidung ist es nur ein kleiner Schritt zur Frage nach dem Lebenssinn überhaupt. Der Philosoph Wilhelm Schmid sieht den Sinn des Lebens in der Liebe: Liebe in der Familie, Liebe zu Freunden, Liebe auch zu Feinden, Liebe zur

Welt, Liebe zum Leben und zu einem Darüberhinaus (Schmid 2013). Der selbstbestimmte Sinn ist in jedem Fall entscheidend. »Das selbst gestaltete Leben des Menschen ist der Sinn der Welt«, meint der Philosoph Michael Andrick (2022, S. 175) und beantwortet damit auf diese Weise die sich unaufhörlich stellende Frage nach dem Sinn. Doch jeder Mensch wird eine eigene Antwort auf diese Frage haben.

Der Schriftsteller Karl Kraus empfiehlt mit feiner Ironie, sich in zweifelhaften Fällen für das Richtige zu entscheiden (Kraus 1996). Das ist kein schlechter Rat. Unseren Entscheidungen sollten wir in jedem Fall einen Sinn geben, am besten einen Sinn, der das in unseren Augen Richtige einschließt. Wenn wir nach längerem Hin und Her eine Entscheidung getroffen haben, sollten wir in unserer Entscheidung eindeutig sein und uns zu der Entscheidung bekennen. Dazu ist es hilfreich, entscheidungsfähig und entscheidungsfreudig zu sein (Kahneman 2012). Beides ist im Fall einer schweren Depression nicht gegeben. Daher sollten wir in diesem Zustand keine Entscheidungen mit weitreichenden Folgen treffen.

Wenn wir vor Entscheidungen stehen, sollten wir die Sache stets vom Ende her denken. Das bedeutet, dass wir die Konsequenzen unserer Entscheidungen bedenken und bei der Entscheidungsfindung einbeziehen. Darüber hinaus sollten wir bei unseren Entscheidungen realistisch sein. Das fordert uns manchmal einiges ab, gerade wenn wir hochgehaltene Ziele relativieren müssen. Manchmal geht es darum, einfach »nur ungeschoren durchzukommen« (Montaigne 1953, S. 748). Daher sollten wir immer bereit sein, Kompromisse zu machen. Kompromisslosigkeit führt meistens nicht weiter. Zudem sollten wir gestörtes Denken und Handeln entstören (Bock 2020), damit unsere Entscheidungsprozesse geschmeidig ablaufen können. Am Ende sollten wir dann im Rahmen unserer Möglichkeit selbstverantwortlich eine Entscheidung fällen.

Eine Entscheidung für etwas ist immer auch eine Entscheidung gegen etwas, und zwar gegen eine Alternative. Alternativlose Entscheidungen gibt es nicht, denn dann wären sie keine Entscheidungen. Nicht zu entscheiden ist auch eine Entscheidung. Die Entscheidung, zu handeln, ist zugleich eine Entscheidung gegen das

Nichthandeln. Dies bedeutet allerdings nicht, dass Aktionismus stets dem Abwarten vorzuziehen sei. Abwarten kann eine hohe Tugend sein, wie sie beispielsweise im Taoismus propagiert wird. Dort lautet die Maxime *wu wei* oder »Nichthandeln«, wobei damit die Kunst des Laufenlassens und Abwartens gemeint ist. Diese Maxime ist als Kalligraphie im alten Kaiserpalast in Beijing zu sehen. Im alten China kam sie in Bezug auf das politische Handeln zum Tragen, aber sie lässt sich auch im Alltag anwenden. Manches geht allerdings nicht so aus, wie wir es uns gedacht haben. Doch so ist das Leben. Es ist immer wieder für Überraschungen gut!

Was können wir tun?

Mut zu eigenwilligen Entscheidungen haben
Wir sollten den Mut haben, eigenwillige Entscheidungen zu treffen. Neue Wege bergen zwar neue Risiken, aber wir können darauf vertrauen, dass weitere Chancen auf uns warten, sollten wir scheitern.

Ausgetretene Pfade verlassen
Wir können Möglichkeiten nutzen, unsere Kompetenzen auszubauen und neue Fähigkeiten zu erwerben. Wir können ausgetretene Pfade verlassen und neue, bereichernde Erfahrungen machen.

Neue Lösungsmöglichkeiten ausprobieren
Wir können neue Lösungsmöglichkeiten ausprobieren und entschlossen neue Wege gehen. Wir müssen uns nicht durch scheinbar unüberwindliche Hindernisse von unserem Handeln abbringen lassen.

Sich mit anderen besprechen
Wir können wichtige Angelegenheiten oder Entscheidungen vorher mit anderen Menschen besprechen. Wir können die Kompe-

5 Zu viele Möglichkeiten

tenz und Erfahrung dieser Menschen nutzen, um gute Entscheidungen zu treffen.

Was kann das im Einzelfall bedeuten?

Eine Lehrerin führt eine transatlantische Ehe
Eine 28 Jahre alte Lehrerin hat sich bei einem Aufenthalt in den USA in einen Mann verliebt und er sich in sie. Zunächst wegen der Pandemie konnte die Frau nicht in die USA einreisen, so dass der Mann alle paar Monate nach Europa geflogen ist, um die Frau zu besuchen. Trotz der großen Entfernung gewann die Beziehung an Tiefe und das Paar beschloss zu heiraten. Wegen einer fehlenden Arbeitsgenehmigung konnte die Frau immer noch nicht in die USA einreisen, so dass die beiden eine interkontinentale Ehe führen mussten. Die Frau richtete sich auf unbestimmte Zeit in ihrem Beruf als Lehrerin an einem Gymnasium ein und der Mann kam weiterhin regelmäßig zu Besuch nach Europa. Die Ehepartner kommunizieren täglich per Telefon oder über die sozialen Medien miteinander. Sie haben sich auf diese Art der Beziehung eingestellt und üben sich in Geduld und Zuversicht hinsichtlich der Möglichkeit, eines Tages zusammen in die USA zu ziehen, um dort zu leben.

6 Hier und heute handeln

> Der junge Mann blickt auf sein bisheriges Leben zurück. Vieles ist gut gelaufen, manches hätte er gerne anders gemacht, aber Vergangenes lässt sich nun einmal nicht ändern. Also lenkt er seinen Blick nach vorne. Er malt sich die Zukunft aus. Was wird sie mit sich bringen? Mehrere Szenarien tun sich vor seinen Augen auf. Es ist immer gut, sich mehrere Varianten vorzustellen, damit man auf Unvorhergesehenes flexibel reagieren kann. Der junge Mann denkt an gute Selbstsorge und möchte in diesem Sinne handeln. Es soll ihm auch in Zukunft gut gehen. Handeln kann er aber nur in der Gegenwart. Jetzt kann er im Hinblick auf die Zukunft handeln, jetzt ist der Moment, in dem sich sein Leben entfaltet. Er beschließt, mit seinem wichtigsten Vorhaben anzufangen ...

So wie wir im Hier und Jetzt denken und empfinden, handeln wir im Hier und Jetzt. Das ist der Hintergrund der alten Maxime »Nutze den Tag!«. Erst im Handeln wird die Möglichkeit zur Wirklichkeit. Unser gegenwärtiges Handeln hat für uns und andere Menschen ganz unmittelbare Folgen, die nicht selten weit in die Zukunft reichen. Zudem kann unser Handeln gravierende soziale, ökonomische und ökologische Auswirkungen haben. Daher ist es wichtig, dass ich mir die Gründe für mein Handeln klarmache. Warum mache ich etwas? Was will ich damit bezwecken? Erreiche ich dadurch mein Ziel?

Handeln ist gelebte Selbstfürsorge. Wir können nicht warten, bis andere unsere Probleme für uns gelöst haben. Wir müssen unsere Probleme selbst konkret angehen. Wir können hier und heute anfangen. Dabei ist es wichtig, seine Ziele nicht aus den Augen zu verlieren. Was ist mein Ziel? Ist es das, was ich wirklich will? Was muss ich tun, um dieses Ziel zu erreichen? Wenn wir fokussiert und lösungsorientiert handeln, können wir uns und unsere Wirklichkeit verwandeln. In unserem Handeln müssen wir allerdings stets mit

Verlusten rechnen und die schädlichen Auswirkungen unseres Tuns mit einkalkulieren. Denn das Leben ist riskant, und wo gehobelt wird, fallen Späne. Wir können aber aus unseren Erfahrungen lernen und den Preis, den wir zahlen, als Lehrgeld verbuchen.

Psychiater, Psychotherapeuten und Theologen haben gelernt, dass Worte wirksam sind. Sie machen den Kern jeder zwischenmenschlichen Begegnung, jeder therapeutischen Sitzung, jeder liturgischen Handlung aus. »Je mehr wir die Macht unserer Worte erkennen, desto bewusster wird unsere Sprache werden – und desto größer wird dadurch die Macht unserer Worte werden. Wir trainieren die Wahrwerdung aller unserer Worte und pflegen ein tiefes Vertrauen in die magische Schöpfungskraft unserer Rede« (Eisenstein 2012, S. 712). Auf unsere Worte kommt es also an.

Der Evangelist Johannes stellt gleich zu Beginn seiner Ausführungen über Gott und die Welt den Primat des Wortes fest. Er schreibt: »Im Anfang war das Wort« (Johannes 1,1). Damit hat er recht, denn Ansagen sind wichtig. Aber noch wichtiger als unsere Worte sind unsere Taten. Zu diesem Ergebnis kommt auch Goethes Faust, der sich die Übersetzung dieses Satzes zur Aufgabe macht. Faust kommt vom »Wort« auf den »Sinn«, dann auf die »Kraft«, um schließlich bei der »Tat« zu landen. So verwandelt er durch eine raffinierte Alchemie der Bedeutungen das Wort in die Tat. Sigmund Freud, der Begründer der Psychoanalyse, kommt am Ende seiner Überlegungen zum »Seelenleben der Wilden und der Neurotiker« zu dem gleichen Schluss. Freud schreibt: »Im Anfang war die Tat« (Freud 1999a, S. 194). Damit hat er ebenfalls recht. Wort und Tat: Beides ist wirksam, beides verändert die Welt.

In unserem Handeln können wir völlig neue Wege beschreiten. Wir sollten alles daransetzen, stets lösungsorientiert zu handeln. Auf jeden Fall sollten wir unsere Energie zeigen und durch unser Handeln unsere Leidenschaft zum Ausdruck bringen. »Wir lieben nur das wirklich, wofür wir *tatsächlich* kämpfen – wofür wir Risiken eingehen und unser unmittelbares Wohlergehen hintanstellen, wofür wir Schritte ins Ungewisse und Gefürchtete wagen und Leid in Kauf nehmen« (Andrick 2022, S. 202). Es liegt an uns, anzufangen.

Manchmal neigen wir zu Selbstüberschätzung. Manche Menschen entwickeln sogar Allmachtsphantasien, die bis hin zum regelrechten Größenwahn reichen können, wenn ihnen nicht Einhalt geboten wird. Andere Menschen erleben genau das Gegenteil und trauen sich wenig oder gar nichts zu. In beiden Fällen machen wir uns Illusionen über das, was wir ausrichten können, und das, was uns zu ändern verwehrt ist. Selbstüberschätzung beziehungsweise Unterschätzung der eigenen Möglichkeiten ähneln Denk- und Empfindungsweisen, die in der Psychose auftreten können. Das sollten wir berücksichtigen.

Der Philosoph Peter Sloterdijk erinnert uns an die Empfehlung seines Kollegen Odo Marquard, unseren »Illusionsbedarf« zu verringern und unseren »Verkennungsaufwand« herabzusetzen, um mehr Freiheit zu erzielen (Sloterdijk 2022b). Beides ist bei einer abklingenden Psychose der Fall. Dann müssen wir unsere Illusionen nicht mehr um jeden Preis aufrechterhalten, und unsere Verkennungen erübrigen sich auf einmal. Wenn sich die Psychose zurückbildet, verschwindet auch unsere Angst und es tun sich plötzlich ungeahnte Freiräume für unser Handeln auf.

Welche Möglichkeiten haben wir, wenn wir hier und heute handeln wollen? Wir können uns eine Reihe von Fragen stellen, um uns unserer Absichten und Möglichkeiten zu vergewissern: Warum mache ich das? Was inspiriert mich? Was gibt mir Energie? Wir können aktiv werden und auf andere Menschen zugehen. Wir können Besonnenheit an den Tag legen und Kompromissbereitschaft zeigen. Doch auf jeden Fall sollten wir uns mehr zutrauen als bisher. Wir können ruhig aus dem Schatten ins Licht treten. »Komm! ins Offene, Freund!«, ruft der Dichter Friedrich Hölderlin seinem Freund Christian Landauer zu (Hölderlin 1961, S. 289). Ob Landauer der Aufforderung Hölderlins gefolgt ist, ist leider nicht überliefert.

Beim Lösen von Problemen kommt es auf die konkrete Herangehensweise an. Das wirft technische Fragen auf. Wie mache ich etwas am besten? Wo setze ich an? Wie kann es gehen? Sobald wir diese Fragen beantwortet haben, kann es losgehen. Da wir nur in der Gegenwart handeln können, ist es ratsam, *jetzt* anzufangen (Tolle 2000).

Jetzt ist die beste Zeit! Anfangen sollten wir allerdings mit Gelassenheit und dabei das Ziel fest im Blick behalten. »Der gelassene Mensch zerstreut sich in kein Vorher und kein Nachher: Weder sinnt er dem nach, was vorbei ist und sich doch nicht mehr ändern lässt, noch nimmt er vorweg, was erst auf ihn zukommt und ihn jetzt nicht zu beschäftigen braucht. Vielmehr hält er sich an die Gegenwart, ohne sich an etwas festzuklammern. Dadurch gewinnt er eine Freiheit, die ihm in allem Erfüllung finden lässt, im Kleinsten wie im Größten« (Strässle 2013, S. 48). Diese Freiheit sollten wir auskosten.

Was können wir tun?

Mut zum Handeln haben
Wir sollten Mut zum Handeln haben. Gedanken und Worte sind wichtig. Aber unsere Taten sind letztendlich wirksamer als unsere Gedanken und Worte.

Sich auf selbst gesetzte Ziele konzentrieren
Wir können unsere persönlichen und beruflichen Ziele selbst setzen und uns auf sie konzentrieren. Wir können selbst bestimmen, was für uns ein Erfolg ist und wie wir ihn erzielen möchten.

Bisher aufgeschobene Aufgaben angehen
Wir können Aufgaben angehen, die wir bisher vor uns hergeschoben haben. Wir haben meistens genug Energie, um das zu tun, was dringend ansteht und wirklich wichtig ist.

Einfach anfangen
Wenn wir eine wichtige Aufgabe zu erledigen haben, sollten wir damit einfach anfangen. Wir sollten nicht warten, bis wir glauben, genug Energie für die Aufgabe zu haben – jetzt ist der richtige Moment!

Was kann das im Einzelfall bedeuten?

Ein Banker sucht sich eine bessere Stelle
Ein 32 Jahre alter Angestellter einer großen Bank will die Aufgaben, die ihm aufgetragen werden, immer gut und schnell erledigen, damit er Anerkennung findet und beruflich vorankommt. Er erlebt den für ihn zuständigen Abteilungsleiter allerdings als sehr kontrollierend und schwer zufriedenzustellen. Der Angestellte hat das Gefühl, dass der Abteilungsleiter die Qualität seiner Arbeit andauernd hinterfragt und ihn persönlich kritisiert. Der Angestellte meint, der Abteilungsleiter hätte es auf ihn abgesehen. Er fühlt sich ständig herabgesetzt und entwertet, unabhängig davon, wie gut oder schlecht er arbeitet. Nach einiger Zeit in dieser scheinbar ausweglosen Situation versucht der Angestellte nicht mehr, den Abteilungsleiter zufriedenzustellen, sondern schaut sich nach einer anderen Stelle um.

6.1 Verantwortung für sich und andere übernehmen

Auch wenn wir in unsere jeweilige Zukunft hineinleben und dabei die Vergangenheit hinter uns lassen, leben wir doch immer in der Gegenwart. Der Philosoph Arthur Schopenhauer spricht davon, »daß die Gegenwart allein real und allein gewiß ist« (Schopenhauer 1991, S. 138). Unsere Gefühle entstehen im Hier und Jetzt, im Hier und Jetzt denken und empfinden wir, nur im Hier und Jetzt können wir handeln. Die Verantwortung für uns und andere übernehmen wir ebenfalls in der Gegenwart, selbst wenn wir das im Hinblick auf die Zukunft tun. Also sind wir in unserem Handeln an die Gegenwart gebunden.

Selbstverantwortung bedeutet auch, fürsorglich mit sich umzugehen und Schaden von sich abzuwenden. Verantwortung für sich selbst zu übernehmen – man könnte auch von »Selbstzuständigkeit« sprechen – ist gute Selbstsorge. Offenbar haben wir es verlernt, fürsorglich mit uns umzugehen und Schaden von uns abzuwenden. Jedenfalls vernachlässigen wir uns viel zu oft und legen wenig Souveränität an den Tag (▶ Abb. 8). Risikoreiche oder selbstschädigende Verhaltensweisen weisen auf mangelnde Selbstsorge hin. Das können wir ändern, indem wir mehr auf uns achten und uns besser um uns kümmern.

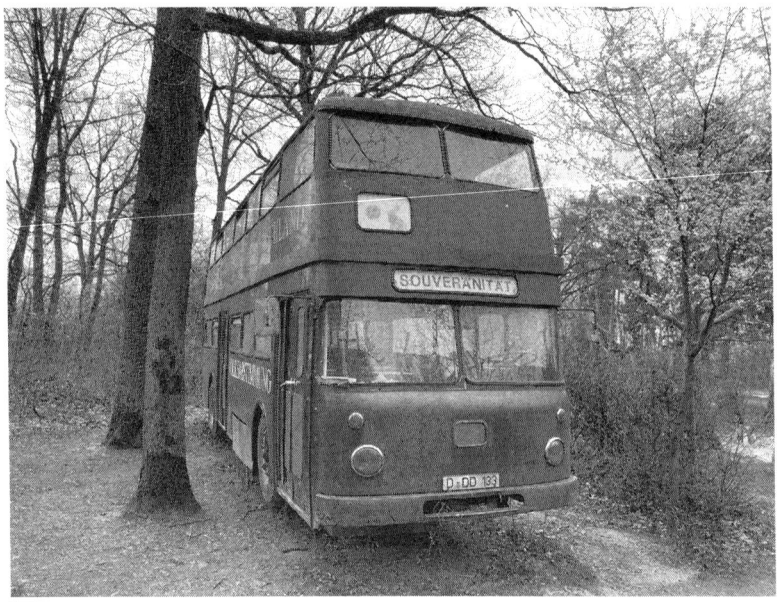

Abb. 8: *Souveränität.* Der Bus ist leer, niemand sitzt am Steuer, nicht einmal der listige Odysseus. Keiner übernimmt Verantwortung, weder für sich noch für andere. Hier scheint die Souveränität im Wald abgestellt worden zu sein oder die Endstation erreicht zu haben. Sehr wahrscheinlich geht es nicht mehr weiter.

Manchmal tauchen Ängste in uns auf, die wir nur zu gut aus unserer Kindheit kennen. Nicht selten sind es Verlassenheitsängste, Angst vor Abwendung, Angst vor Bestrafung, Angst vor Beschämung oder die

Sorge, etwas nicht gut genug gemacht zu haben. Angesichts solcher Ängste sollten wir uns klarmachen, dass wir inzwischen erwachsen sind und unseren Ängsten nicht mehr wie ein Kind hilflos ausgeliefert sind. Wir können das »innere Kind« gewissermaßen an die Hand nehmen, es ermutigen und es aus seiner Angst heraus begleiten.

»Es gibt kein Licht ohne Schatten, und man muss auch die Nacht kennen«, meint der Philosoph Albert Camus (2014, S. 145). Wenn wir genau genug hinschauen, können wir unsere dunklen Seiten sehen. Wollen wir mit diesen Schattenseiten besser umgehen, müssen wir sie zunächst als Teil von uns akzeptieren. Dann sollten wir sie nicht länger vor uns selbst und vor anderen verbergen. Auch unsere Unsicherheiten können ein Problem darstellen, das jedoch sehr viel kleiner wird, wenn wir uns ihm stellen. Wenn wir uns einschließlich aller negativen Aspekte selbst treu bleiben, gewinnen wir die Unabhängigkeit und Selbstsicherheit, die wir für ein selbstbestimmtes Handeln brauchen. Kommen etwas Leichtigkeit und Humor dazu, haben wir alle Zutaten für ein gesundes Selbstbewusstsein zusammengetragen und können entspannt Verantwortung für uns und andere übernehmen.

Vor welchen Herausforderungen stehen wir, wenn wir Verantwortung übernehmen möchten? Ariadne von Schirach beklagt, dass wir angesichts der überwältigenden Anforderungen unserer Zeit zum Rückzug ins Seelische neigen. So sehen wir die bessere Welt bloß herbei, anstatt Verantwortung zu übernehmen und aktiv zur Besserung der Welt beizutragen (von Schirach 2021, S. 20ff). Aber das muss nicht so bleiben. Wir können offen für andere sein und gemeinsam Veränderungen in die Wege leiten (Sennett 2012). Dazu sollten wir unsere Stimme erheben und uns deutlich äußern, wenn wir ein Anliegen haben. Oft ist Bescheidenheit fehl am Platz, insbesondere dann, wenn fehlendes Selbstvertrauen der Grund für die Bescheidenheit ist. Die Politikwissenschaftlerin Petra Bock nennt Bescheidenheit ganz einfach »Potenzialunterdrückung« (Bock 2020, S. 116), die den Einzelnen daran hindere, sich selbst zu entfalten. Wenn wir uns schweigend unterordnen, vergessen wir oftmals uns selbst. Stattdessen sollten wir bestrebt sein, uns für unsere Interessen einzusetzen, und ein eigenverantwortliches, mutiges Leben zu führen (Peck 2004).

Manchmal haben wir nur sehr vage Vorstellungen von dem, was getan werden muss, um unsere Ziele zu erreichen. Dann überwiegen Uneindeutigkeit und Diffusion in unserem Denken und Handeln. Was fehlt, ist Eindeutigkeit und Klarheit. Diese Eindeutigkeit und Klarheit gilt es herbeizuführen. Diesbezüglich bezieht der Sozialpädagoge Ossi Schneider[2] eine eindeutige Position: »Neuigkeiten hören wir jeden Tag. Klarheit – das wäre gut!« Um Klarheit können wir uns viel mehr bemühen.

Wenn wir Verantwortung für uns selbst übernehmen, erschließen sich uns fast unendliche Freiheiten, sofern wir bereit sind, die Konsequenzen unseres Handelns zu tragen. Doch dabei müssen wir einsehen, dass wir nur unser eigenes Verhalten direkt ändern und Verhaltensänderungen bei anderen nicht erzwingen können (Eisenstein 2012). Daher sollten wir das Heft dort in die Hand nehmen, wo wir die Möglichkeit haben, wirklich in die Verantwortung zu gehen. Dabei sollten wir verbindlich sein. Wir sollten eindeutig und klar in unserem Denken und Handeln sein. Wir sollten die Probleme aktiv angehen, denn wenn ich nicht zu den Problemen gehe, kommen die Probleme zu mir. Daher ist es wichtig, sich nicht wegzuducken, sondern aktiv in schwierige Situationen hineinzugehen.

Wir sollten nach Möglichkeit gemeinsam mit anderen handeln. »Nur die Gemeinschaft mit anderen, die dieselben Werte teilen, eröffnet uns eine Tätigkeit, die uns als ganze Menschen anspricht und lebendig werden lässt« (Andrick 2022, S. 199 f.). Durch gemeinschaftliches Handeln finden wir Erfüllung. »Erfüllung finden wir als Menschen nur, wenn wir an anderen Anteil nehmen und mit ihnen das Beste für unsere Gemeinschaft zu verwirklichen suchen« (Andrick 2022, S. 200). Allerdings fordert Solidarität uns oft Kompromisse ab. Nicht selten müssen wir Abstriche machen. Doch das ist nicht notwendigerweise ein Verlust, sondern der Preis, den wir zahlen, wenn

---

2 Persönliche Mitteilung.

6.1 Verantwortung für sich und andere übernehmen

wir Veränderung auf den Weg bringen. Diesen Preis sollten wir klaglos entrichten, denn er ist eine Investition in die Zukunft.

Was können wir tun?

> **Innere Distanz zu unseren Aufgaben herstellen**
> Wir können eine innere Distanz zu unseren Aufgaben herstellen und uns dadurch besser abgrenzen. Wir müssen uns nicht mit Aufgaben belasten, die nicht wirklich unsere Anliegen sind.
>
> **Probleme selbst lösen**
> Wir können versuchen, unsere Probleme immer erst selbst zu lösen. Doch wenn wir auf Schwierigkeiten stoßen, sollten wir uns nicht scheuen, um Hilfe zu bitten.
>
> **Verantwortung für Entscheidungen übernehmen**
> Wir sollten die Verantwortung für unsere Entscheidungen selbst tragen. Entscheidungen, die sich im Nachhinein als Fehlentscheidungen herausstellen, können wir anderen Menschen nicht zum Vorwurf machen.
>
> **Konsequenzen tragen**
> Wir können zu unseren Entscheidungen stehen und die Konsequenzen unseres Handelns tragen. Wir können uns vor Augen halten, dass niemand perfekt ist, und aus unseren Fehlern lernen.

Was kann das im Einzelfall bedeuten?

Eine Grundschullehrerin mit Sohn setzt Prioritäten

Eine 45 Jahre alte Grundschullehrerin ist in ihrem Beruf sehr engagiert und tut, was sie kann, um eine erfolgreiche Lehrerin zu sein, kommt aber wegen der zunehmenden Arbeitslast an ihre Grenzen. Sie hat das Gefühl, dass sie zu wenig Zeit mit ihrem Partner verbringt und sich nicht gut genug um ihren 15 Jahre alten

Sohn kümmert. Zudem hat sie kürzlich ein Haus gekauft, das sie möglichst bald renovieren will. Die Frau entschließt sich dazu, klare Prioritäten zu setzen: erst ihr Sohn, dann der Partner, dann das Haus. Ihre Arbeit kommt an vierter Stelle und so beschließt sie, ihr Engagement in der Schule zu reduzieren. Sie möchte ihre Energie auf die Aktivitäten richten, die für ihr Leben besonders wichtig sind.

6.2 Was treibt mich an?

Was bewegt mich? Was ist meine Leidenschaft? Was treibt mich an? Das, was uns wirklich am Herzen liegt, das, was uns brennend interessiert, treibt uns an, motiviert uns, gibt uns Energie. Das, was uns antreibt, sind diejenigen Ziele, die uns wirklich wichtig sind. Existenzielle Ziele ergeben sich aus tiefgehenden Sinnfragen. Daher haben wir manchmal Zweifel, weil die Antworten auf Sinnfragen für uns nicht immer zugänglich sind. Sind die Ziele, die wir uns gesetzt haben und für die wir uns zu engagieren bereit sind, wichtige Ziele? Sind sie das Engagement und die Lebenszeit, die wir für ihre Verfolgung aufwenden, wirklich wert?

Nach Ansicht des Philosophen Robert Pfaller hat uns unsere Kultur den Zugang zu Genuss, Lust und Großzügigkeit versperrt (Pfaller 2011). Pfaller meint, dass wir zu viel arbeiten und zu wenig spielen. Er fragt, wofür es sich zu leben lohnt. Pfaller kommt zu dem Schluss, dass wir uns zu selten Momenten kindlicher Unvernunft hingeben und uns viel zu wenig sinnfrei verausgaben, aber nicht etwa bei der Arbeit, sondern im Leben überhaupt. Eine ähnliche Sichtweise vertrat schon der Essayist Michel de Montaigne: »Der Genuss zählt zu den wesentlichen Dingen, die wir gewinnen können« (Montaigne 1953, S. 864). Möglicherweise haben Pfaller und Montaigne recht. Man muss nicht mit ihrer Sicht übereinstimmen, doch die Frage, die sie

6.2 Was treibt mich an?

stellen, ist für uns sehr relevant: Wofür lohnt es sich zu leben? Unsere Antwort darauf dürfte für unsere Ziele bestimmend sein.

Die Frage nach lohnenden Lebensinhalten konfrontiert uns mit den Grenzen unserer Möglichkeiten und der Begrenztheit unserer Lebenszeit. Wir fragen uns zu Recht, welche Ziele für uns wirklich wichtig sind. Natürlich gibt es keine allgemeingültige Antwort auf diese Frage. Jeder muss seine eigene finden. Aber beim Nachdenken über diese Frage kommen wir sehr schnell auf die Themen Zeitlichkeit und Vergänglichkeit (Schmidt 2019). Diese Themen machen nachdenklich und können uns regelrecht bedrücken. Aber sie sind eminent wichtige Themen, denen wir uns unbedingt stellen sollten, denn wir haben nur ein Leben – wir sind nur einmal da.

Wir leben in der Zeit und haben ein Gefühl der Zeitlichkeit. Neben unseren Leidenschaften treibt auch das Gefühl der Zeitlichkeit uns um. Die Tatsache, dass unsere Lebenszeit begrenzt ist, macht sie wertvoll. So stehen wir immer wieder vor der Frage, was wir mit unserer Lebenszeit anfangen sollen. Bei der Suche nach einer Antwort muss jeder für sich herausfinden, welche Anliegen für einen wirklich wichtig sind. Manchmal hilft die Vorstellung, man läge auf dem Sterbebett und würde auf sein Leben zurückschauen. Das ist die Futur-II-Perspektive auf das eigene Leben – das Leben im Rückblick: »So wird mein Leben gewesen sein!« Würde ich es bereuen, etwas Bestimmtes getan zu haben? Würde ich es bereuen, etwas Bestimmtes *nicht* getan zu haben? Sollte ich jetzt noch etwas an meinem Leben ändern? Definitive Antworten auf diese Fragen gibt es natürlich nicht. Aber jetzt habe ich noch die Möglichkeit, mich diesen Fragen zu nähern und meine Erwartungen an die in die Zukunft projizierte Lebensrückschau zu modifizieren.

Die Frage nach dem, was uns antreibt, ist eine vielschichtige Frage. Ein richtiges Leben ist nicht notwendigerweise ein schönes Leben. Was aber ist ein richtiges Leben? »Ein richtiges Leben zu führen heißt nicht, ein glückliches oder erfolgreiches Leben zu führen. Es bedeutet, ein Leben zu führen, das wir als *vernünftige* Wesen verantworten können« (Andrick 2022, S. 179). Das heißt, was uns wichtig ist und was wir vernünftigerweise verantworten können, ist auch richtig. Wir können die Werte, die unser Handeln als vernunftbegabte Wesen bestimmen, setzen und verwirklichen. Wir können Verantwortung für uns und andere übernehmen und können die Ziele, die wir uns gesetzt haben, mit Nachdruck anstreben. Wir können unser Leben selbst in die Hand nehmen.

Angesichts der Vergänglichkeit aller Dinge wird uns auch unsere eigene Vergänglichkeit auf ernüchternde Weise bewusst. Diese Einsicht kann Angst oder Schuldgefühle auslösen. Sie kann uns aber auch ein Ansporn sein, unsere Zeit zu nutzen. Manchmal stellt sich ein Gefühl großer Dringlichkeit ein. Bei der Frage, ob wir uns nach diesem Gefühl richten sollen, kommt es darauf an, ob das Vorhaben wirklich dringend ist oder ob andere ein bestimmtes Anliegen für dringend erklären. Manchmal droht uns die Zeit für ein Vorhaben wegzulaufen oder ein begrenztes Zeitfenster beginnt sich zu schließen. Dann kann uns das Gefühl der Dringlichkeit viel Energie verleihen. In nur scheinbar dringenden Angelegenheiten, die bei näherer Betrachtung (für uns) nicht wirklich dringlich sind, sollten wir wesentlich weniger Energie investieren.

Manchmal sind wir ungeduldig und möchten schnell vorwärtskommen. Dabei fällt es uns gelegentlich schwer, Dinge, die warten können, von den Dingen zu unterscheiden, die nicht warten können. Dann sind wir in unserem Zögern gefangen und kommen nicht ins Handeln. Aber was kann warten und was nicht? Nach welchen Kriterien entscheiden wir diese Frage? Bei solchen Fragen wird einem schnell klar, auf welche Ziele es ankommt. Manchmal stehen unsere Ängste im Weg und hindern uns in unserem Handeln. Dann sollten wir den Blick auf die eigenen Ziele lenken und trotz Angst handeln, denn auf diese Ziele kommt es an.

Wir können das, was uns antreibt, als Grund für unser Handeln annehmen und uns dadurch motivieren lassen. Wir können unseren Handlungsimpulsen nachgeben und Gefühle wie Angst, Reue oder Schuld hinter uns lassen. Wir sollten Schuldgefühle richtig einordnen und angesichts möglicher Versäumnisse nachsichtig mit uns selbst sein. Wir können uns und anderen vergeben. Wir können versuchen, Vergehen wiedergutzumachen und Versäumnisse nachzuholen. »Wir schämen uns nicht mehr, wenn wir Fehler machen.« (Bock 2020, S. 200) Wir können Versehen hinnehmen und Fehler aushalten – unsere eigenen sowie die der anderen.

Wir sollten anerkennen, dass alles seine Zeit hat. So steht es im Alten Testament: »Alles hat seine Stunde. Für jedes Geschehen unter dem Himmel gibt es eine bestimmte Zeit: eine Zeit zum Gebären und eine Zeit zum Sterben, eine Zeit zum Pflanzen und eine Zeit zum Ausreißen der Pflanzen, eine Zeit zum Töten und eine Zeit zum Heilen, eine Zeit zum Niederreißen und eine Zeit zum Bauen, eine Zeit zum Weinen und eine Zeit zum Lachen, eine Zeit für die Klage und eine Zeit für den Tanz; eine Zeit zum Steinewerfen und eine Zeit zum Steinesammeln, eine Zeit zum Umarmen und eine Zeit, die Umarmung zu lösen, eine Zeit zum Suchen und eine Zeit zum Verlieren, eine Zeit zum Behalten und eine Zeit zum Wegwerfen, eine Zeit zum Zerreißen und eine Zeit zum Zusammennähen, eine Zeit zum Schweigen und eine Zeit zum Reden, eine Zeit zum Lieben und eine Zeit zum Hassen, eine Zeit für den Krieg und eine Zeit für den Frieden« (Kohelet 3,1–8).

Für den Essayisten Michel de Montaigne hat alles nicht nur seine Zeit, sondern auch seinen rechten Platz in der Welt, einschließlich des Unvollkommenen, Kranken und Bösen, das nicht nur schlecht ist und manchmal sogar der Erhaltung unserer Gesundheit zuträglich ist (Friedrich 1949). Die richtige Zeit, der angemessene Ort für unser Handeln – diese Aspekte sollten wir uns vor Augen führen, bevor wir in Aktion treten.

Angesichts der Begrenztheit unseres Lebens stehen wir manchmal vor drängenden Fragen. Wie habe ich meine bisherige Lebenszeit verwendet? Gibt es etwas, das ich bereue? Lässt sich etwas wiedergutmachen? Lässt sich etwas nachholen? Wir sollten Antworten auf diese Frage haben und unsere Zeit nutzen, um dementsprechend zu handeln. Dabei kann es hilfreich sein, ein eigenes »Ressourcenbewusstsein und eigenes Timing« (Bock 2020, S. 198) zu entwickeln. Das bedeutet, dass wir uns unsere Fähigkeiten und zeitlichen Möglichkeiten vor Augen führen und daraus die richtigen Schlussfolgerungen für unser Handeln ziehen. »Menschen sind am produktivsten, wenn sie sich sicher fühlen und genügend psychosoziale Ressourcen zur Verfügung haben, wenn sie Einfluss auf die Gestaltung ihrer Zeit und ihrer Tätigkeit haben, wenn sie sichere Bindungen und Zeit für Erholung und Rekreation erleben« (Bock 2020, S. 115). Ein Gespür für unsere Ressourcen einschließlich unserer Energiereserven, ein Gefühl für den richtigen Zeitpunkt, die richtigen Prioritäten – das alles sollten wir bedenken, wenn wir in der Gegenwart entscheiden, wie wir in Zukunft handeln.

Manche Dinge bereiten uns Angst. Doch nicht selten bringen wir den Mut auf, trotz unserer Angst zu handeln. Dabei kann Gelassenheit eine wesentliche Hilfe sein. Auch Gelassenheit hat ihre Zeit: »Die Gelassenheit hat ihre Zeit in dem Sinn, dass sie ihr ganz eigenes Zeitempfinden mit sich bringt. Dabei ist die Zeit der Gelassenheit gerade eine Zeit, die man nicht empfindet. Sie ist eine unmerkliche Zeit, die auf so leisen Sohlen dahingeht, dass man ihr unentwegtes Fortschreiten nicht hört, eine Zeit ohne Diktat, herrschaftslos und selbstbestimmt, eine Zeit, die einen nicht in Anspruch nimmt, sondern sich einem schweigsam zuspricht« (Strässle 2013, S. 97). Diese Zeit sollten wir finden.

Was können wir tun?

> **Zwischen Arbeit und Privatleben unterscheiden**
> Wir können auf die Grenze zwischen unserer Arbeit und unserem Privatleben achten. Obwohl die Grenze fließend ist, können wir versuchen, zwischen diesen beiden Lebensbereichen zu unterscheiden.
>
> **Probleme aktiv angehen**
> Wir können ernste Probleme aktiv angehen, statt sie unter den Teppich zu kehren. Wenn wir kleine Probleme zu lange ignorieren, werden sie schnell zu großen Problemen.

Bei einer Aufgabe bleiben
Wir können bei einer Aufgabe bleiben, auch wenn wir glauben, dass wir ins Hintertreffen geraten sind. Wir können uns belohnen, wenn wir eine Aufgabe erfolgreich erledigt haben.

Fehler als Chance für eine Lernerfahrung sehen
Fehler tragen auch (oder gerade) zu unserem Erfahrungsschatz bei. Wir können in jedem Fehler, den wir machen, die Chance für eine Lernerfahrung sehen.

Was kann das im Einzelfall bedeuten?

Eine Designerin wünscht sich ein Kind
Eine 32 Jahre alte Designerin geht in ihrem Beruf auf. Sie betreibt ihre eigene Werbeagentur in einer großen Stadt und bekommt oft den Zuschlag für interessante Projekte. Ihr langjähriger Partner ist ein erfolgreicher Mitarbeiter eines technischen Unternehmens. Er zeigt sich zurückhaltend hinsichtlich einer langfristigen, festen Verbindung zwischen den beiden, etwa einer Heirat. Die Frau wünscht sich ein Kind, doch der Mann kann sich auch zu diesem Schritt nicht entschließen. Die Frau hängt sehr an ihrem Beruf, hat aber zugleich die zeitliche Perspektive ihres Lebens im Blick. Nun steht sie vor der Entscheidung, sich auf den Ausbau ihrer Werbeagentur zu konzentrieren oder nach Möglichkeiten Ausschau zu halten, sich den Wunsch nach einem Kind zu erfüllen. Sie sucht das Gespräch mit ihrer älteren Schwester, um über den inneren Konflikt zu sprechen.

6.3 Sich von Vergangenem verabschieden

Die Welt verändert sich und wir verändern uns mit ihr. Das bedeutet immer auch, Abschied von Liebgewonnenem und Bewährtem zu nehmen. Die Themen Veränderung und damit Vergänglichkeit tauchen in unserem Leben laufend auf. Alles geht einmal vorüber. Wir müssen die Endlichkeit aller Dinge anerkennen. Menschen und Dinge hinter uns zu lassen auf dem Weg nach vorne verlangt uns einiges ab und kann ernste Fragen aufwerfen. Wovon muss ich mich verabschieden? Wen oder was sollte ich gehen lassen? Was war gut und ist vorbei?

Es kann hilfreich sein, sich bewusst von etwas oder jemandem zu lösen, sich aktiv von Vergangenem zu verabschieden und dabei Trauer oder Traurigkeit zulassen. Normalerweise verwandelt sich Trauer mit der Zeit in Dankbarkeit – Dankbarkeit für Begegnungen, Dankbarkeit für Erfahrungen, Dankbarkeit für gelebtes Leben. Wenn uns das eigene Altern Mühe macht, kann beispielsweise die Einsicht hilfreich sein, dass andere Menschen dieses Lebensalter nicht erreicht haben. In diesem Lichte erscheint das eigene Leben als besonders wertvolles Geschenk, das wir dankbar würdigen sollten. Irgendwann ist das Ende unausweichlich – das Ende krönt das Werk. Doch der Tod ist gnädig: In ihm wissen wir nichts von ihm.

Angesichts der Vergänglichkeit aller Dinge müssen wir lernen, Abschied zu nehmen (Schmidt 2019). Verluste müssen verkraftet werden. Dafür brauchen wir Zeit. Gelegentlich sind wir direkt mit dem Tod konfrontiert, nicht selten werden wir vom Tod überrascht und überfordert. »Da wir es nicht geschafft haben, den Tod zu überwinden, versuchen wir stattdessen, ihn zu verleugnen. Wir verstecken ihn und geben vor, er finde nicht statt« (Eisenstein 2012, S. 416). So haben viele Menschen ihre Schwierigkeiten mit dem Thema Tod und Sterben und tendieren dazu, das Thema zu verdrängen. »Warum erachtet unsere Kultur die Verleugnung des Todes für notwendig? Ein Grund liegt darin, dass der Tod die Ansichten unseres engstirnig konzipierten Selbst Lügen straft. Das Nachdenken

6.3 Sich von Vergangenem verabschieden

und die verinnerlichte Kenntnis über den Tod enthüllen die Unwirklichkeit bzw. die bedingte Wirklichkeit des für sich allein stehenden, getrennten Selbst« (Eisenstein 2012, S. 418).

Letztendlich können wir dem Thema Tod nicht ausweichen. Dann sind wir mit unserer eigenen Angst vor dem Tod direkt konfrontiert. Aber wir sind dieser Angst nicht hilflos ausgeliefert, denn wir können die Angst vor dem Tod überwinden (Yalom 2010). Die Philosophie kann dabei helfen: »Philosophieren heißt sterben lernen«, schreibt der Essayist Michel de Montaigne (1953, S. 121) und stellt damit eine Möglichkeit in Aussicht, gelassen mit dem Thema Sterben umzugehen.

Wie verändert sich unser Denken und Empfinden, wenn wir uns von Vergangenem verabschieden? Unsere Gedanken können scheinbar endlos um erlittene Verluste kreisen. Manchmal können wir uns von bestimmten Gedanken nicht lösen und haften an ihnen, so dass sie uns andauernd beschäftigen. Scheinbar verfolgen uns die Gedanken, bis wir sie für uns gelöst haben.

Wir müssen die Endlichkeit aller Dinge einsehen und akzeptieren, um uns von Vergangenem verabschieden zu können. Manche Dinge müssen wir hinter uns lassen. Wir können nicht mehr zu realisierende Pläne aufgeben und manche Verluste müssen wir einfach hinnehmen. Wir können uns aber auch aktiv verabschieden (Schmidt 2019). Das bedeutet, dass wir etwas ganz bewusst loslassen, so wie die Asche eines Verstorbenen in der indischen Stadt Varanasi den Fluten des heiligen Flusses *Ganga* überantwortet wird.

Wir können Trauer um Verluste zulassen. Wir können Trost spenden. Wir können uns trösten lassen, wir können uns gegenseitig trösten (Boethius 2010; Meister Eckhart 2007). Dabei hilft uns Gelassenheit, die wir pflegen können und die oft zunimmt, wenn wir älter werden (Schmid 2014). Echte Gelassenheit entfaltet sich im Licht der Wahrheit. »Gelassen leben kann ein Mensch nur mit dem, was er als wahr akzeptiert – ansonsten benötigt er alle Kraft für die Leugnung des angeblich Unwahren, das dennoch existiert« (Schmid 2014, S. 10 f.). Diese Wahrheit sollten wir beherzigen.

Gelassenheit kann verstanden werden »als Ablassen von etwas, das einen bedrängt und beengt, aber auch als Zulassen von etwas, das sich zum Freiraum ausgestalten kann« (Strässle 2013, S. 124 f.). Wir können die Freiräume, die sich auftun, füllen. Wir können unsere Gedanken in die Zukunft richten und nach vorne blicken. Wir können flexibel denken und uns von Vergangenem gedanklich lösen. Wir können für gelebtes Leben dankbar sein und mit Freude an Vergangenes zurückdenken. Dabei ist es gut, möglichst seinen Humor zu bewahren, denn Heiterkeit kommt »nie zur unrechten Zeit« und ist »unmittelbarer Gewinn« (Schopenhauer 1991, S. 27 f.). Durch Humor lassen sich die Auswirkungen negativer Ereignisse durch einen überraschenden Wechsel der Perspektive auflösen oder zumindest abschwächen. Humor kann beinahe Unerträgliches erträglich machen, Humor kann trösten, Humor kann zur Heilung beitragen.

6.3.1 Ein teures Bier

Selbst in der Trauer müssen wir nicht unbedingt unseren Humor verlieren. Er kann uns sogar dabei helfen, unsere Trauer zu überwinden. Jedenfalls ist es mir einmal so gegangen. Am Abend bevor mein Vater starb, hat er mich zum teuersten Bier meines Lebens eingeladen. Er war nicht einmal dabei, sondern lag mehrere tausend Kilometer entfernt in einem Krankenhaus. Vor meiner Abreise nach Denver, Colorado, wo ich auf einem Kongress einen Vortrag halten sollte, hatte er mir seine letzten Dollar gegeben, die von früheren Reisen übriggeblieben waren. Dieses Geld nahm ich nun auf meine Reise mit, um in den USA Kleinigkeiten bar bezahlen zu können. Abends in Denver angekommen, lud ich meinen Kollegen, der mit mir mitgereist war und ebenfalls am nächsten Tag einen Vortrag halten sollte, in eine Bar zu einem Bier ein. Unsere Biere bezahlte ich mit dem Geld, das mein Vater mir mitgegeben hatte. Nachts erhielt ich die Nachricht, dass mein Vater im Sterben liege. Ich informierte meinen Kollegen, dass ich meinen Vortrag am nächsten Tag nicht würde halten können, und trat sofort die Heimreise an. Letztendlich war ich von Frankfurt nach Denver und zurückgeflogen, nur um mit meinem Kollegen ein Bier zu trinken – ein teures, aber sehr denkwürdiges Bier.

Was können wir tun?

> **Das Unvermeidliche akzeptieren**
> Wir können das Unvermeidliche akzeptieren und zuversichtlich in Bezug auf die Zukunft bleiben. Wir können aus unseren Erfahrungen lernen und an der Bewältigung von Schwierigkeiten wachsen.
>
> **Mit weniger auskommen**
> Wir können mit deutlich weniger auskommen, als wir vielleicht meinen. Das kann unser Selbstbewusstsein verbessern und unser Unabhängigkeitsgefühl stärken.
>
> **Unser Selbstwertgefühl bewahren**
> Wir können unser Selbstwertgefühl bewahren, unabhängig davon, was andere Menschen sagen. Wir sollten unser Selbstwertgefühl nicht von den Erwartungen anderer abhängig machen.
>
> **Nach vorne schauen**
> Wir können nach vorne schauen und uns neuen Herausforderungen selbstbewusst stellen. Wir können mehr an unsere bisherigen Erfolge und weniger an unsere Misserfolge und Enttäuschungen denken.

Was kann das im Einzelfall bedeuten?

Ein trauernder Jurist erwacht zum Leben
Ein 50 Jahre alter alleinlebender Jurist trauert um seine Mutter, die jahrelang unter verschiedenen körperlichen Krankheiten und einer schweren Demenz gelitten hat und schließlich in hohem

Alter gestorben ist. Der Mann braucht viele Monate, um den Verlust seiner Mutter zu verkraften. Seine Trauer wird zudem durch einen Konflikt mit seinem Vater gestört, der seinem Sohn die Trauer um die Mutter nicht zugesteht und sich allein zu solch tiefer Trauer berechtigt hält. Der Jurist zieht sich sozial zurück, geht zwar zur Arbeit, stellt aber jeglichen privaten Kontakt zu Freunden und Bekannten ein. Ein Telefonat mit einem entfernten Freund, der den Juristen anruft, um ihn nach seinem Befinden zu fragen, weckt das Interesse des Juristen daran, seine bisherigen Aktivitäten wiederaufzunehmen. Er verabredet sich mit seinen alten Freunden zum Wandern und wendet sich auch sonst wieder seinem alltäglichen Leben zu.

7 Zuversichtlich leben

> Der junge Mann hat den Weg zu sich gefunden. Ihm sind seine Wünsche und Bedürfnisse klar geworden. Die Vorstellung, wie seine Zukunft aussehen soll, steht ihm deutlich vor Augen. Dass alles ganz anders kommen könnte als gedacht, ist ihm sehr bewusst. Aber er hat jetzt Verantwortung für sich und andere übernommen und tut alles, was ihm möglich ist, um seine Vorstellung zu verwirklichen. Er lebt sein Leben mit Gelassenheit, er fühlt sich frei. Die Möglichkeit zukünftiger Katastrophen kalkuliert er bewusst ein. Dennoch macht er sich keine allzu großen Sorgen um die Zukunft. Ohne Angst blickt er in die Zukunft, auch wenn er nicht weiß, was letztendlich auf ihn zukommt.

Der Evolutionsbiologe Jared Diamond, der genau untersucht hat, unter welchen Bedingungen Zivilisationen überleben oder untergehen, zeigt sich vorsichtig optimistisch im Hinblick auf die Abwendung eines globalen Zusammenbruchs aller ökonomischen, ökologischen und sozialen Systeme unserer Welt, sofern es der Menschheit gelingt, wirklich zusammenzuarbeiten und gemeinsame Interessen über die individuellen Interessen einzelner Personen oder bestimmter Bevölkerungsgruppen zu stellen (Diamond 2005). Das lässt hoffen. Dazu müssten allerdings nach Ansicht von Diamond zwölf Problemkomplexe dringend angegangen werden: die Zerstörung natürlicher Lebensräume, eine nicht nachhaltige Fischerei, die schwindende Artenvielfalt, die Zerstörung von Ackerböden, ein weiterhin sehr hoher Verbrauch fossiler Energieträger, die begrenzte Nutzbarmachung von Sonnenenergie, Verschmutzung durch Umweltgifte, die Ausbreitung fremder Arten, die heimische Pflanzen und Tiere schädigen, die globale Erwärmung, das anhaltende Bevölkerungswachstum mit entsprechendem Ressourcenverbrauch und mehr Abfallentstehung sowie die fortschreitende Umweltzerstörung durch die zunehmende

Weltbevölkerung. Ob diese Problemkomplexe rechtzeitig angegangen werden können, um die drohende Katastrophe abzuwenden, steht in den Sternen (Latour 2018; Frankopan 2023). Doch die wachsende »vernetzte Generation«, die im virtuellen Raum unterwegs ist, global kommuniziert und weltweit zugängliche Bildungsangebote kostenfrei wahrnehmen kann, stimmt zuversichtlich (Serres 2013).

Als denkende und empfindende Menschen sind wir Teil der Natur und von dieser abhängig (Bateson 1987). Daher ist es wichtig, dass wir im Rahmen unserer Selbstsorge ökologisch handeln und die natürlichen Grundlagen des Lebens achten (von Humboldt 2023). Es geht dabei nicht nur um unser eigenes Leben, sondern auch um das Leben der anderen und um das Überleben der gesamten belebten Welt. »Leben verlangt Nachdenken« (Andrick 2022, S. 127), und so verlangt Selbstsorge ebenfalls Nachdenken, denn bei der Selbstsorge geht es um bewusstes und reflektiertes Leben (Henrich 1999).

Im Zuge unserer Selbstsorge, die der Theologe und Schriftsteller Baltasar Gracián die »große Obhut seiner selbst« nennt (Gracián 1961, S. 39), müssen wir mit beträchtlichen Unsicherheiten umgehen. Das kann eine Herausforderung sein, die großes Engagement und sehr viel Energie erfordert. Aber der Aufwand lohnt sich, denn wir fördern damit unser eigenes Wohlergehen. Nicht selten sind wir mit komplexen Aufgaben konfrontiert, aber Komplexität ist keine unüberwindbare Hürde, sondern eine Möglichkeit, anstehenden Herausforderungen gerecht zu werden. »Wir lassen Komplexität zu, erhöhen sie sogar gerne, weil uns mehr Informationen unter dem neuen Lebensparadigma ein klares Bild darüber geben, was wir für uns und andere tun können, um Lebensqualität zu erhöhen« (Bock 2020, S. 200).

Doch wie verändert sich unser Denken und Empfinden, wenn unsere Zuversicht im Hinblick auf die Zukunft zur Disposition steht? »Was denke ich und fühle ich, wenn ich dem, was mich gerade bewegt, meine bewertungsfreie Aufmerksamkeit schenke? Was, wenn ich darüber hinaus großzügig und fair bin« (Bock 2020, S. 200)? Wie zuversichtlich bin ich wirklich? Manchmal ist es schwer, angesichts der Unsicherheiten des Lebens gelassen und zuversichtlich zu bleiben. Wir fühlen uns unsicher und machen uns Sorgen um die Welt, um uns selbst und um die anderen. Das fordert uns und unsere Fähigkeit zur Selbstsorge heraus. Der Philosoph Michel Serres setzt seine Hoffnung in die »vernetzte Generation«, um die Welt zu erneuern, weil sie offen für Neues ist und global kommuniziert (Serres 2013). Sie wird vieles bewegen können, sofern sie sich nicht in neuen virtuellen Welten verliert und am Ende ebenfalls einen Realitätsverlust erleidet (Bauer 2023). Die vernetzte Generation wird apokalyptische Visionen als Teil einer vernünftigen Zukunftspolitik zulassen und sich des bereits heute dringend erforderlichen »Klima-(Atmosphären)-Managements« mit noch größerer Dringlichkeit annehmen müssen. Denn diese Menschen sind »keine Passagiere auf dem Narrenschiff des abstrakten Universalismus mehr, sondern Mitarbeiter an dem durchwegs konkreten und diskreten Projekt eines globalen Immundesigns« (Sloterdijk 2009, S. 713). Eine solche Entwicklung wird allerdings durch breit angelegte gesellschaftliche Diskurse begleitet werden müssen, um Freiheit und Leben fortlaufend gegeneinander abzuwiegen, damit »Vielfalt, Streitkultur und individuelle Spielräume« nicht in einer »moralisierten, vielleicht sogar durch ein moralisiertes Recht überwölbten Politik« beschnitten werden (Reitz 2022, S. 376).

Im Hinblick auf die Gestaltung der Zukunft sind Phantasie, Kreativität sowie unkonventionelles Denken gefragt (Bock 2020). Es geht darum, Möglichkeiten zu erkunden, Fähigkeiten zu entdecken und natürliche Begabungen zu entfalten. Dabei sollten wir »bewertungsfreie Aufmerksamkeit, Großzügigkeit, Fairness« (Bock 2020, S. 199) an den Tag legen. Sie sind die Grundlage für Solidarität und Zusammenarbeit. In diesem Kontext spielen die immer wieder neu zu verhandelnden Regeln, nach denen das Miteinander ablaufen soll, eine wichtige Rolle. »Regeln können hilfreich sein« (Bock 2020, S. 122), aber Regeln können auch verletzt werden, um aus dem resultierenden »kreativen Chaos« heraus Neues zu erschaffen. »Was bisher gegolten hat und heute nicht mehr funktioniert, muss morgen nicht auch so sein« (Bock 2020, S. 122). Regeln ändern sich also mit der Zeit oder lassen sich bewusst ändern – manchmal sogar ohne Ankündigung im Laufe des Spiels! Auf diese Weise können sich überraschende Lösungen ergeben und völlig neue Wege auftun.

Die Soziologin Eva Illouz spricht sich für mehr Miteinander und weniger Individualismus aus, gerade in Krisenzeiten, in denen jeder Einzelne auf guten Kontakt zu den anderen in der Gesellschaft angewiesen ist (Illouz 2022). Wir können Vertrauen in uns selbst und in das Leben haben. Dabei sollten wir zur Zusammenarbeit mit anderen Menschen bereit sein. Allerdings dürfen wir nicht immer Gerechtigkeit erwarten oder was wir für Gerechtigkeit halten. Wenn möglich, sollten wir alte Rechnungen schließen, Konflikte beiseitelegen und alte Ressentiments aufgeben. Wenn möglich, sollten wir keine Vorwürfe wegen früherer Angelegenheiten erheben und anderen verzeihen. Das bedeutet nicht, dass wir immer alles vergessen sollten. Meinungsverschiedenheiten sollten wir aber friedlich beilegen. Der Freiheitskämpfer und Friedensaktivist Mahatma Gandhi hat Gewaltfreiheit als »Festhalten an der Wahrheit« *(satyāgraha)* bezeichnet (Collins & Lapierre 1984). Wir sollten an dieser Wahrheit festhalten und nach Möglichkeit auf Gewalt verzichten, andere nicht schädigen und Konflikte gewaltfrei lösen.

Im Zuge unserer Selbstsorge sollten wir auf uns, auf andere und auf die Welt achten. Wir sollten unser Leben so leben, wie es kommt. Wir sollten den Mut haben, uns aus der »depressiven« Position völliger Schicksalsergebenheit herauszubegeben und über uns hinauszuwachsen. Wir müssen irgendwie mit Unsicherheit umgehen, denn sie gehört zum Leben. Wir können alles dafür tun, dass wir uns sicher fühlen. Jeder von uns kann mit Gewinn Philosophie betreiben – in jedem Lebensalter und zu jeder Zeit (Epikur 1973; Comte-Sponville 2012). »Die denkerische und praktische Bemühung um ein *gelingendes* Leben ist Philosophie; eine stete Anstrengung, mein Leben selbst zu führen« (Andrick 2022, S. 29). Genau darum geht es bei der Selbstsorge, die wir als praktische Philosophie auffassen können. Diese Philosophie der Selbstsorge ist eine Antwort auf die drohende Psychose, eine Möglichkeit, in einer verrückten Welt für uns und andere zu sorgen.

Was können wir tun?

Gleichgewicht zwischen Aktivität und Entspannung anstreben
Wir können die tageszeitlichen Schwankungen unseres individuellen Leistungsniveaus bewusst wahrnehmen. Wir können über den Tag hinweg ein Gleichgewicht zwischen Aktivität und Entspannung anstreben.

Bedürfnisse und Wünsche offen äußern
Wir können unsere Wünsche und Bedürfnisse klar und offen äußern. Wenn wir nicht fragen oder um etwas bitten, können wir auch keine Antwort oder positive Reaktion erwarten.

Keine Selbstvorwürfe machen
Wir müssen uns keine Selbstvorwürfe machen, wenn wir eine gute Chance verpasst oder etwas nicht besonders gut gemacht haben. Wir können nach vorne schauen und versuchen, es bei nächster Gelegenheit besser zu machen.

Mit seinen Ressourcen sorgsam umgehen
Wir sollten sorgsam mit unseren körperlichen und geistigen Ressourcen umgehen, wenn wir gesund bleiben und unsere Energie erhalten wollen. Wenn wir uns überfordert oder erschöpft fühlen, können wir bei weiteren Anforderungen »Nein« sagen oder um Hilfe bitten.

Was kann das im Einzelfall bedeuten?

Ein junger Mann zieht aus und woanders wieder ein
Ein 22 Jahre alter Mann absolviert eine Lehre als Kraftfahrzeugmechaniker. Während seiner Lehre lebt der junge Mann bei seiner Mutter und ihrem Partner. Mit der Zeit möchte der junge Mann aus dem Haus seiner Mutter ausziehen und hat vor, sich selbst zu versorgen. Allerdings befürchtet er, alleine in einer Wohnung zu

vereinsamen. Daher spricht er einen Freund an und fragt, ob er sich vorstellen könne, eine Wohngemeinschaft zu gründen und mit ihm in eine gemeinsame Wohnung zu ziehen. Der Freund stimmt zu und die beiden jungen Männer machen sich auf die Suche nach einer geeigneten Wohnung.

7.1 Sein Leben führen

Solange wir leben, wissen wir nicht, was noch kommt. Daher sollten wir unser Vertrauen in die Zukunft nicht verlieren. Wir haben die Möglichkeit, unsere Welt zu gestalten, und haben die Fähigkeit, unser Wissen über Generationen hinweg weiterzugeben (Eisenstein 2012). Schauen wir also nach vorne und bewahren unsere Neugier und Offenheit. Ändern wir das, was geändert werden sollte und was wir verändern können. Nehmen wir an, was wir nicht ändern können. Seien wir zuversichtlich, entspannt und gelassen. Wir haben die Möglichkeit, »den Alltag selbst zu bewältigen, die Zeit selbst einzuteilen, den Raum des Lebens selbst zu erschließen, die Form des Lebens selbst zu finden« (Schmid 1991, S. 29). Das Leben will gelebt werden: einen Berg besteigen; im Meer schwimmen; ein gutes Getränk genießen; einen Sonnenuntergang betrachten; einen Abend zu zweit verbringen: das ist praktische Philosophie der Freude (Epikur 1973)! Mit dieser Einsicht behalten wir den Verstand und bleiben auch in einer verrückten Welt handlungsfähig. Beschließen wir, zuversichtlich zu sein und das Leben so zu nehmen, wie es kommt. Denn was soll uns schon passieren, wenn wir mit allem umgehen können?

Nicht selten sind wir mit Widersprüchen in der Welt und in unserem Leben konfrontiert, die uns irritieren können. Doch die Welt und das Leben sind nicht ohne Widersprüche zu haben. Das liegt an der Subjektivität unserer individuellen Weltsicht. »Die Objektivität ist eine Chimäre, eine Fiktion, denn Objektivität im engeren Sinne ist nichts als ein mit bestimmter Methodologie erzielter Konsens von

7.1 Sein Leben führen

Subjektivitäten – also selbst ein konstruiertes zeit- und kulturabhängiges Weltbild« (Ciompi 2005, S. 333). Daher ist das Schlüssige, Konsistente, völlig Widerspruchsfreie oft suspekt. Es gibt sicherlich in sich geschlossene, widerspruchsfreie Theorien oder Gedankengebäude, doch meistens bilden sie weder die Menschen noch die Welt richtig ab. Beides sind offene Systeme, die miteinander verwoben sind und in ständiger Wechselwirkung stehen (Bateson 1985; Bateson 1987). Beide Systeme, der Mensch und die Welt, sind untrennbar miteinander verbunden, beide wirken aufeinander ein. Beide werden regelmäßig von Widersprüchen, Inkonsistenzen und Zufällen bestimmt (Ciompi 2005), die zu Spannungen und Konflikten führen können. Doch sollten wir uns nicht von ihnen zu sehr irritieren lassen. »Von komplexen Systemen von der Art unserer Psyche sind prinzipielle Unvorhersehbarkeiten in Form von ›deterministischem Chaos‹ zu erwarten« (Ciompi 2005, S. 332).

Der Essayist Michel de Montaigne führt uns die vielfältigen Facetten des Menschen und seines Daseins einschließlich aller Schwächen und Inkonsequenzen eindrucksvoll vor Augen. Dabei idealisiert er nicht, er typisiert nicht, er stellt sich vielmehr gegen die »Verfälschung des vielschichtigen Menschen durch Verkürzung auf eine einzige Eigenschaft« und stellt den Menschen ganz einfach in seiner »labyrinthischen Widersprüchlichkeit« dar (Friedrich 1949, S. 212). Angesichts dieser grundlegenden, den Menschen geradezu prägenden Widersprüchlichkeit kommt es darauf an, im Lebensvollzug ein Gleichgewicht zwischen Denken und Empfinden herzustellen. Denn das Bewusstsein ist ein affektiv-kognitives System, in dem Form und Inhalt des Bewusstseins von der affektiven Grundstimmung abhängen. Das bedeutet letztendlich ein »Denken mit Gefühl« (Ciompi 2005, S. 337), um das wir uns ständig bemühen sollten.

Wenn wir gute Selbstsorge betreiben wollen, sollten wir eine grundlegende Haltung der Akzeptanz und Toleranz einnehmen und diese mit »klarer Abgrenzung und Selbstbehauptung« sowie einem »partnerschaftlich-gleichberechtigtem Umgang« verbinden (Ciompi 2005, S. 340). Das, was wir zum Besseren ändern können, sollten wir ändern. Das, was wir nicht ändern können, müssen wir hinnehmen.

Doch meistens findet sich irgendetwas, das sich ändern lässt, so dass wir selten völlig hilflos sind. Es kann herausfordernd sein, in scheinbar ausweglosen Situationen Freiheitsgrade für das eigene Handeln zu eröffnen. Manchmal müssen wir Ängste überwinden, damit wir ungehemmt und frei handeln können. Das sollte gelingen, denn Not macht erfinderisch. Freiheit bedeutet letztendlich, keine Angst zu haben. Das hat die Sängerin Nina Simone in einem Interview sehr schön auf den Punkt gebracht. Frage: »*What is freedom?*« Antwort: »*No fear!*«

Unser Denken und Empfinden kann sich verändern, wenn wir unser Leben absichtlich im Hinblick auf gute Selbstsorge führen. Es gibt Momente, in denen wir beunruhigt sind – manchmal zu Recht, oft zu Unrecht. Beunruhigung oder Verunsicherung kann uns jedenfalls das Leben schwer machen. Dann ist gute Selbstsorge besonders wichtig. In Momenten der Beunruhigung oder Verunsicherung legen wir häufiger als sonst gesundheitsschädigendes Verhalten an den Tag. Raucher rauchen mehr, Menschen, die Alkohol konsumieren, konsumieren mehr Alkohol, der Verzehr ungesunder Nahrungsmittel nimmt zu, das Körpergewicht der Konsumenten infolgedessen auch. Zugleich nimmt die Neigung, sich körperlich zu bewegen, signifikant ab. Die Auswirkungen dieses Verhaltens auf die Gesundheit dürften jedem klar sein. Es empfiehlt sich, dem entgegenzusteuern.

Manchmal fällt uns die Selbstregulation schwer. Dann lassen wir uns von unseren Emotionen überwältigen und zweifeln an uns selbst. In solchen Momenten kann es hilfreich sein, sich der eigenen Individualität zu vergewissern, sich seines Daseins in der Welt bewusst zu werden und achtsam gegenüber sich und anderen Lebewesen zu sein (Bock 2020). »Was denke ich, was fühle ich und wie handle ich, wenn ich mich, meine Individualität und das, was mir wichtig ist, ebenso ernst nehme, wie andere? Was denke, fühle und sage ich, wenn mein Leben ebenso zählt wie anderes Leben« (Bock 2020, S. 197)? Unsere Antworten auf diese Fragen können uns die Selbstgewissheit und Lebensbejahung geben, die wir brauchen, um unser Leben selbstsicher und gelassen führen zu können. Daher sollten wir uns auf die

Suche nach eigenen Antworten machen. Das bedeutet Freiheit und Verantwortung zugleich, denn »aus seiner Individualität kann keiner heraus« (Schopenhauer 1991, S. 20).

Wenn wir unser Leben im Hinblick auf gute Selbstsorge führen wollen, sollten wir stets in der Gegenwart sein, indem wir uns auf das Hier und Jetzt fokussieren. Dann kann innere Ruhe einkehren und wir können gelassen unsere Aufgaben angehen. Wenn alles gut läuft, können wir dankbar und zufrieden sein. Manchmal sind wir in einer heiteren Stimmungslage und können unser Leben entspannt genießen (Epikur 1973; Pfaller 2011). Manchmal läuft es nicht so gut, so dass wir ohne oder nur mit spärlichen Erfolgserlebnissen zurechtkommen müssen. Dann sollten wir versuchen, trotz allem zuversichtlich nach vorne zu schauen und unserem »Instinkt der Freiheit« zu folgen (Nietzsche 1960a, S. 828). Friedrich Nietzsche empfiehlt, gelassen über sich hinauszuwachsen und nach Möglichkeit Grenzen zu überschreiten: »Mit einer ungeheuren und stolzen Gelassenheit leben; immer jenseits –« (Nietzsche 1960b, S. 749).

Eine große Sehnsucht nach Freiheit spricht auch aus einigen Zeilen einer Patientin, die an einer Psychose erkrankt war und eine ganz eigene Bildsprache gefunden hat, um ihr Denken und Empfinden auszudrücken (Kipp et al. 2012, S. 39). Die Zeilen lassen sich wie ein bedeutungsoffenes Gedicht lesen:

Der Weg zur Freiheit

Das Böse hat keine Macht mehr über mich
Das Spiegelbild (lieber/lieben)
Vorweisung auf die Liebe
Bin am Träumen und das Göttliche hält den Arm über mich
Das Fallen und Aufstehen
Den Sonnenschein beobachten
Wenn es regnet, weine ich Hoffnung
Man braucht nicht das Göttliche zu sehen, um am Leben zu sein, es ist in einem, es ist schon immer in mir gewesen

Was können wir tun?

Aufgaben ruhig angehen
Wir können überlegen, wie wichtig eine bestimmte Aufgabe für uns wirklich ist. Wenn sie nicht wirklich wichtig ist, können wir die Aufgabe völlig entspannt betrachten und ruhig angehen.

Welche Menschen tun mir gut?
Wir können darüber nachdenken, welche Menschen in unserem persönlichen Umfeld uns besonders guttun. Wir können uns mit ihnen verabreden und uns mit ihnen treffen, um mehr Zeit miteinander zu verbringen.

Raum für Aktivitäten schaffen
Wir können Raum für Aktivitäten schaffen, die uns wirklich Spaß machen. Wir sollten Arbeit und Freizeit nicht so sehr verschmelzen lassen, dass kaum mehr ein Unterschied erkennbar ist.

Das Leben nach den eigenen Vorstellungen gestalten
Wir können uns stärker darum bemühen, unser Leben nach unseren eigenen Vorstellungen zu gestalten. Wir können uns mutig den Herausforderungen stellen und die Dinge so nehmen, wie sie kommen.

Was kann das im Einzelfall bedeuten?

Eine Frau sortiert sich neu
Eine 55 Jahre alte Frau muss sich nach einer traumatischen, sehr konflikthaften Trennung sortieren und ganz neu aufstellen. Sie richtet ihre Wohnung ganz nach ihrem Geschmack ein, lässt alte soziale Kontakte wieder aufleben, nimmt das kulturelle Angebot der Stadt, in der sie wohnt, viel mehr wahr, treibt Sport und sucht eine Psychotherapeutin auf. Durch diese Veränderungen ihres Alltags gelingt es der Frau, sich ihrer Möglichkeiten zu vergewis-

sern, sich stärker auf sich selbst zu verlassen, ihren eigenen Interessen nachzugehen und ihr beschädigtes Selbstwertgefühl wiederherzustellen. Sie verausgabt sich nicht mehr so wie früher für andere, sondern wendet sich den Menschen zu, die ihr wirklich etwas bedeuten.

7.2 Entspannt und gelassen sein

Wohlbefinden hat sehr viel mit Anspannung und Entspannung zu tun. Je größer Spannungen sind, desto eher neigen sie dazu, sich plötzlich zu entladen. Da hilft nur Mäßigung, zu der wir nach Möglichkeit beitragen sollten, wenn wir Spannungen reduzieren möchten. Einer meiner früheren psychiatrischen Kollegen antwortete auf die Frage, wie es ihm gehe, nicht mit »gut«, »mittelmäßig« oder »schlecht«, sondern stets mit einem kurzen Bericht über seinen gegenwärtigen Spannungszustand. Frage: »Wie geht es dir?« Antwort: »Ich bin ganz entspannt!« Damit wollte er sagen: »Mir geht es gut!«

Wohlbefinden hat aber auch viel mit dem Gefühl der Gelassenheit zu tun, das eine gewisse Entspannung voraussetzt. Das Wort Gelassenheit wird von dem mittelhochdeutschen Wort *gelâzenheit* abgeleitet, das im 14. Jahrhundert durch den Philosophen und Theologen Meister Eckhart in den allgemeinen Sprachgebrauch Eingang gefunden hat (Flasch 2011). »Gelassenheit bedeutet, sich freiwillig und gezielt und vorübergehend aus der Hand zu geben, um etwas an und mit sich machen zu lassen. In der Gelassenheit wirkt das Subjekt auf sich ein, indem es anderen erlaubt, auf es einzuwirken« (Strässle 2013, S. 121 f.).

Gelassenheit hat viele Facetten und klingt in mehreren Wörtern an, die ebenfalls auf Erleichterung oder Entlastung anspielen: loslassen, gehenlassen, seinlassen ... Die Rockband *The Beatles* hat im Jahr 1970 ihr letztes Album nach dieser Maßgabe benannt: *Let It Be*. Ein entsprechender Ratschlag aus der Antike lautet: »Nicht mitjammern, sich nicht erregen« (Marc Aurel 2019, S. 94). Lange Zeit davor war in der Philosophie des Yoga bereits von »Nichtanhaftung« oder *vairāgya* die Rede, was etwas Ähnliches wie Gelassenheit oder Verzicht bedeutet (Eliade 1985). So hat sich Gelassenheit zu verschiedenen Zeiten und an verschiedenen Orten als Maxime für ein gutes Dasein bewährt und tut das hier und heute weiterhin.

Doch wie führen wir Entspannung und Gelassenheit herbei? Zunächst müssen wir erkennen, was uns überhaupt in Anspannung versetzt und uns die Gelassenheit raubt. Dann können wir darüber nachdenken, wie wir Anspannung abbauen und Entspannung zulassen. Nicht selten verhindert Angst vor Veränderung, dass Entspannung eintreten kann. Dann stehen wir vor der Aufgabe, Angst in Gelassenheit zu verwandeln. Aber wo nehmen wir die Gelassenheit her? Dafür müssen wir Kontrolle abgeben, denn sonst kann sich kein Gefühl der Leichtigkeit und Gelassenheit einstellen. »Im Tausch gegen Freiheit müssen wir Vorhersagbarkeit und Kontrolle aufgeben« (Eisenstein 2012, S. 728). Das mag Ängste auslösen, bringt aber völlig neue Möglichkeiten mit sich, an die bisher aufgrund der Angst nicht zu denken war.

Beim Bestreben, entspannt und gelassen zu sein, stehen wir mit unserem Denken und Empfinden vor gewissen Herausforderungen. Allzu oft setzen wir alles daran, Veränderungen zu verhindern, und versuchen verkrampft, uns an überholten Normen festzuhalten. Da kann Mäßigung weiterhelfen. Dazu müssen wir manchmal extremere Standpunkte aufgeben. Oft lassen wir uns durch Ungereimtheiten oder Widersprüche irritieren. »Uns ist die Lockerheit abhandengekommen«, meint die Philosophin Rebekka Reinhard (2023). Das ist bedauerlich, und so sollten wir alles daransetzen, diese Lockerheit für uns wiederzuerlangen. Dabei kann uns die Fähigkeit helfen, über Unstimmigkeiten hinwegzusehen, denn dieses auch als »Ambiguitätstoleranz« bezeichnete Vermögen, Widersprüche auszuhalten, kennzeichnet eine reife Persönlichkeit – und die ist eine gute Voraussetzung für eine gelassene Lebenseinstellung.

Wir haben mehrere Möglichkeiten, Entspannung und Gelassenheit herbeizuführen. Zunächst sollten wir versuchen, unsere Wahrnehmung zu schärfen und unsere Anspannung und innere Unruhe zu spüren. »Das Verweilen setzt ein Versammeln der Sinne voraus« (Han 2013b, S. 89). Erst wenn wir uns mit unserer Aufmerksamkeit im Hier und Jetzt befinden, können wir anfangen, uns selbst wirklich wahrzunehmen. Das erfordert ein gedankliches Verweilen in der Gegenwart sowie die Konzentration der Sinne. Auf diese Weise stellen wir einen Bezug zum Hier und Jetzt her, so dass wir uns ganz auf das fokussieren können, was gerade ansteht.

In einem Zustand der Gelassenheit können wir unsere Freiheit wirklich realisieren (Henrich 1999). Daher sollten wir versuchen, innerlich loszulassen (Jäger 2020). Das erfordert eine Distanz zu den Dingen, die Abstand schafft und uns von unseren Zwängen befreit. Die Philosophin Rebekka Reinhard sagt: »Ich glaube, mit einer selbstironischen Distanz Sollen und Müssen zu reflektieren, ist wichtig« (Reinhard 2023). Daher ist es gut, eine spielerische Haltung einzunehmen und die Dinge nicht zu ernst zu nehmen. Gelassenheit und Muße gehen Hand in Hand. »Was aber ist Muße anderes als ein Zustand, der nicht auf Zwecke ausgerichtet ist und nicht auf Ergebnisse schielt? Der weder rechnet noch plant und dabei nicht einfach untätig ist, sondern sich offenhält für etwas, was nicht kalkulierbar ist« (Strässle 2013, S. 118)?

Der Philosoph Peter Sloterdijk spricht in diesem Zusammenhang von »Passivitätskompetenz« (Sloterdijk 2009, S. 594). Man könnte dies ebenso als »Desengagement« bezeichnen. Das bedeutet, dass wir manchmal die Dinge einfach laufen lassen sollten. Im Taoismus wird diese abwartende und beobachtende Haltung »nicht handeln« *(wu wei)* genannt. Das empfiehlt auch der Essayist Michel de Montaigne wenn er sagt, »nicht eingreifen, sondern walten lassen« (Friedrich 1949, S. 396). Man könnte auch »Abwarten und Tee trinken« sagen (▶ Abb. 9). In einem Zustand der Entspannung und Gelassenheit müssen wir uns nicht für unser Denken oder Tun beziehungsweise für unser Nichtdenken oder Nichttun rechtfertigen. Unser freier Wille reicht als Rechtfertigung völlig aus. Nach eigenem Bekunden begründet der Philosoph Charles Eisenstein das, was er tut, überhaupt nicht mehr. Stattdessen beruft er sich auf seinen freien Willen und sagt einfach: »Weil ich es so wollte« (Eisenstein 2012, S. 710).

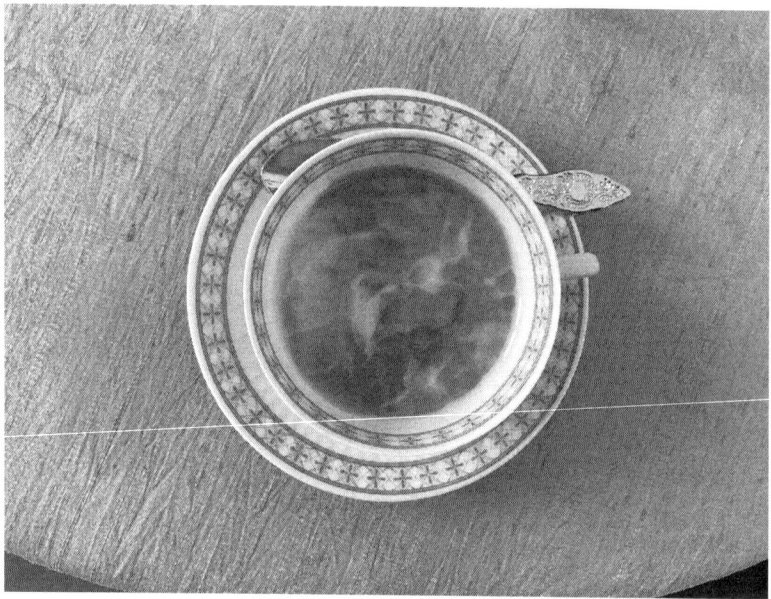

Abb. 9: Oft ist »Abwarten und Tee trinken« ein guter Rat, nicht nur in der ostfriesischen Provinz.

Obwohl die Welt an sich sehr bunt ist, empfiehlt es sich gelegentlich, auch die etwas weniger farbigen Zwischentöne des Lebens zu beachten. Peter Sloterdijk hat sich intensiv mit solchen Zwischentönenn beschäftigt und ein Buch über die Farbe Grau geschrieben (Sloterdijk 2022a). In diesem betont er die scheinbar triviale Tatsache, dass die Zwischentöne die Musik ausmachen. Diese Feststellung trifft auch auf das Leben zu. Der Experte für Grautöne fragt – und antwortet zugleich auf seine Frage: »Ist Lebenskunst nicht mehr als ein leicht gesagtes Wort für die schwer zu erwerbende Disziplin der Grauzonenkunde? [...] Es ist die Nuance von Grau-in-Grau, die immerzu und in allem entscheidet, woran wir uns zu halten haben«

(Sloterdijk 2022a, S. 286). Auch der Essayist Michel de Montaigne sieht die Menschen in einer differenzierten Abstufung von Grautönen. »Montaignes Menschenbild hat mit voller Absicht die matte Tönung der Alltagstauglichkeit. Er färbt sie nicht, er schwärzt sie nicht, er nuanciert ihr Grau in Grau« (Friedrich 1949, S. 210).

Wir sehen, dass es wichtig ist, die Nuancen stets im Blick zu behalten. Damit wir sie auch mitbekommen, müssen wir allerdings achtsam sein. »Bleiben Sie neugierig!«, rät der Pneumologe und Facharzt für Psychosomatische Medizin Volker Kleine-Tebbe.[3] Dieser Rat ist gut, so dass ich ihn gerne weitergebe. Darüber hinaus sollten wir offen sein – offen für das, was das Leben uns noch alles bringt.

Was können wir tun?

> **Bewusst reduzieren**
> Wir können die alltäglichen Belastungen, die unsere übervolle Welt mit sich bringt, bewusst reduzieren. In einer Welt, in der eine überbordende Vielfalt an Optionen besteht, können wir vieles ohne nachteilige Folgen weglassen.
>
> **Pausen machen**
> Wir können Pausen machen, wenn unsere Konzentration nachlässt oder wir erschöpft sind. Viele kurze Pausen (Mikropausen) sind besser als wenige lange Pausen. Entscheidend ist aber, dass wir überhaupt Pausen machen.
>
> **Die Dinge leichter nehmen**
> Wir können die Dinge leichter nehmen, als wir es oft tun. Eine entspannte Haltung ist meistens angebracht, wenn etwas misslingt, das nicht wirklich wichtig ist.

---

3 Persönliche Mitteilung.

> **Ruhe und Gelassenheit zulassen**
> Wir können Momente der Ruhe finden, um uns zu entspannen und Kraft zu schöpfen. Wir können Momente der Stille und Ruhe auskosten und uns Raum geben für mehr Gelassenheit.

Was kann das im Einzelfall bedeuten?

Ein Mann sucht sich eine neue Tätigkeit
Ein Arzt feiert seinen 57. Geburtstag und denkt darüber nach, wie er die nächsten zehn Jahre leben möchte, sofern er gesund bleibt. Er ist von seiner Tätigkeit in einem Krankenhaus erschöpft und fragt sich, ob er seine derzeitige Arbeit weitere zehn Jahre lang wird durchhalten können. Nach einem langen Gespräch mit seiner Frau kommt er zu dem Entschluss, sich selbständig zu machen und eine Praxis zu eröffnen. So kann er sehr viel freier über seine Zeit verfügen und seine Arbeitslast bei Bedarf reduzieren. Dass der Arzt dann an Wochenenden und Feiertagen keine Notdienste im Krankenhaus leisten muss, kommt als weitere Entlastung hinzu. Stattdessen hat er die Möglichkeit, seinen vielfältigen Interessen nachzugehen, die er wegen der vielen Arbeit lange vernachlässigt hat.

7.3 Glück

Wahrscheinlich hat jeder Mensch einen Traum vom glücklichen Leben (Marcuse 1972). Die ganze Werbebranche lebt davon. Hat aber jeder Mensch eine eigene Antwort auf die Frage nach dem Glück und wie er oder sie es zu erlangen gedenkt? Angst und Wahn bedrohen uns unablässig und verhindern unser Glück (Comte-Sponville 2012, S. 173). So gesehen ist die Suche nach dem Glück ein riskantes Unterfangen, mit zweifelhaftem Ausgang. Finde ich das Glück? Wer weiß das schon. Findet mich das Glück (Fischli & Weiss 2003)? Jeder oder jede kann es für sich nur erhoffen.

Die Epikureer sahen angesichts der katastrophalen Lage der Welt keine andere Möglichkeit, als sich in ihren Garten zurückzuziehen und ihrer Philosophie der Freude nachzugehen (Epikur 1973; Lukrez 1973). Gelegentlich werfe ich einen neidischen Blick auf sie, doch Rückzug ist heutzutage keine Lösung. Stellvertretend für einen echten Garten habe ich einen metaphorischen Garten aus verschiedenen Pflanzen zusammengestellt, die ich in der Nähe des Klosters Haydau gefunden habe. Der Garten ist mit neun Pflanzen versehen, die alle irgendeinen Bezug zum Leben haben (▶ Abb. 10): Weißdorn steht für die Zeit, die der Schriftsteller Marcel Proust für sich und für uns wiedergefunden hat. Kamille bedeutet Heilung, während die Weide das Wasser symbolisiert, ohne das kein Leben möglich wäre. Gras steht für die Tiere, die Pflanzen fressen und dem Menschen auf verschiedene Art und Weise Nahrung geben. Die Kornblume symbolisiert Schönheit, ohne die das Leben des Menschen trostlos wäre. Gerste steht für Nahrung, die alle Lebewesen brauchen, um zu wachsen und zu gedeihen. Giersch steht für Hindernisse, die wir im Leben überwinden müssen, und die Distel steht für Widrigkeiten, die uns das Leben schwer machen. Die Brennnessel symbolisiert schließlich die Schmerzen, die wir im Laufe unseres Lebens ertragen müssen. Diesen Garten können wir in Gedanken durchstreifen. Vielleicht bringt er uns – wie der Garten der Epikureer – ebenfalls etwas Freude und ist unserer Selbstsorge zuträglich.

Mit Selbstsorge hält es der jüngere Plinius folgendermaßen: »[...] ich lese oder schreibe oder widme mich der Pflege des Leibes [...] ich unterhalte mich allein mit mir und meinen Büchern [...]« (Foucault 1989, S. 67). Der Essayist Michel de Montaigne macht etwas Ähnliches. Er sitzt in seiner Bibliothek und schreibt. Dabei hält er sich an seine selbstgesetzte Maxime *epécho*, was auf Griechisch so viel bedeutet wie »ich halte (mein Urteil) zurück« (Montaigne 1953, S. 447). Montaigne lässt sich von nichts und niemandem irritieren, er lebt einfach sein Leben. Als Mensch darf er »sein, was er ist« (Friedrich 1949 S. 69). Währenddessen denkt er unablässig über sich und die Welt nach und

7 Zuversichtlich leben

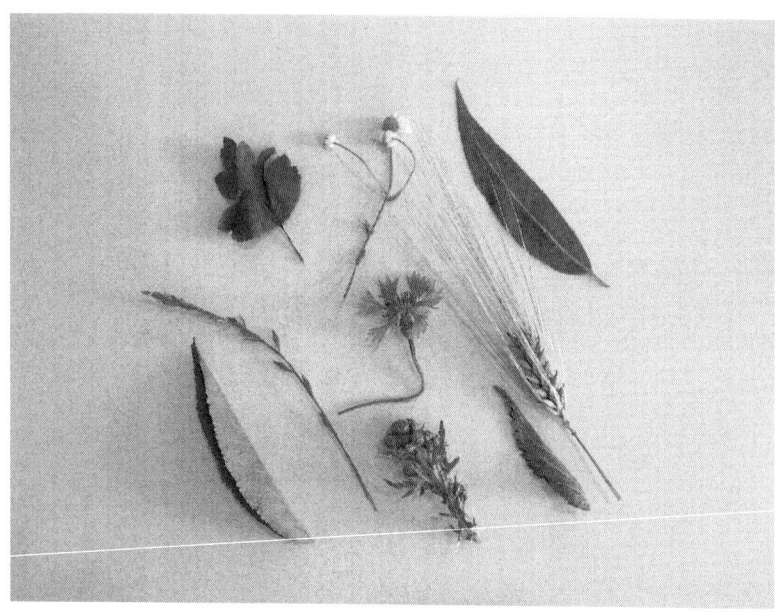

Abb. 10: Metaphorischer Garten. Weißdorn steht für die Zeit, die der Schriftsteller Marcel Proust für sich und für uns wiedergefunden hat. Kamille bedeutet Heilung, während die Weide das Wasser symbolisiert, ohne das kein Leben möglich wäre. Gras steht für die Tiere, die Pflanzen fressen und dem Menschen auf verschiedene Art und Weise Nahrung geben. Die Kornblume symbolisiert Schönheit, ohne die das Leben des Menschen trostlos wäre. Gerste steht für Nahrung, die alle Lebewesen brauchen, um zu wachsen und gedeihen. Giersch steht für Hindernisse, die wir im Leben überwinden müssen, und die Distel steht für Widrigkeiten, die uns das Leben schwer machen. Die Brennnessel symbolisiert schließlich die Schmerzen, die wir im Laufe unseres Lebens ertragen müssen.

notiert seine Gedanken in seinen Essays, in denen er unermüdlich immer wieder Vernunft, Mäßigung und Zurückhaltung propagiert. Die alle Überzeugungen relativierende Frage »Was weiß ich?« begleitet ihn. »Unser großes und herrliches Meisterwerk ist: richtig leben«, schreibt Montaigne (1953, S. 875). Und weiter: »Wir sind große Toren: Er hat sein Leben müßig verbracht, sagen wir, ich habe heute nichts getan. – Wie? Hast du nicht gelebt? Das ist nicht nur die wichtigste, sondern auch die rühmlichste deiner Beschäftigungen« (Montaigne 1953, S. 875).

Mit weniger Zurückhaltung bringt Peter Sloterdijk sein gesteigertes Lebensgefühl zum Ausdruck (Sloterdijk 1983, S. 953): »In unseren besten Augenblicken, wenn vor lauter Gelingen auch das energischste Tun im Lassen aufgeht und die Rhythmik des Lebendigen spontan uns trägt, kann sich der Mut plötzlich melden wie eine euphorische Klarheit oder ein wunderbar in sich gelassener Ernst. Er weckt in uns die Gegenwart. In ihr steigt die Wachheit mit einem Mal auf die Höhe des Seins. Kühl und hell betritt jeder Augenblick deinen Raum; du bist von seiner Helle, seiner Kühle, seinem Jubel nicht verschieden.«

Viel mehr kann ich also nicht tun, als zu leben, leben in der Welt, in der ich bin, und in der Zeit, die mir gegeben ist. Jetzt bin ich hier. Ich kann die Luft atmen, ich kann das Licht sehen. Ich kann denken und empfinden. Ich erlebe mein eigenes Dasein und das Dasein der anderen. Ich kann mich an Vergangenes erinnern und gelebtes Leben würdigen. Einiges ist verloren gegangen, einiges ist geblieben und hat dauerhaften Wert bekommen. »Die aus Myriaden von Einzelheiten bestehende Vergangenheit geht in uns ein und verschwindet. Aber in ihrem Innern liegen irgendwo hart wie Diamanten die Fragmente, die auch die Zeit nicht zersetzen kann« (Salter 2000b, S. 59). Sehr bewusst bin ich mir, dass Jahrtausende meiner Existenz vorausgegangen sind und Jahrtausende meiner Existenz folgen werden. Dazwischen leuchtet kurz ein kleiner Funke auf – der Funke meines Bewusstseins, ein Funke Glück (▶ Abb. 11). Da ist er! Schnell steigt er auf und verschwindet in der Dunkelheit.

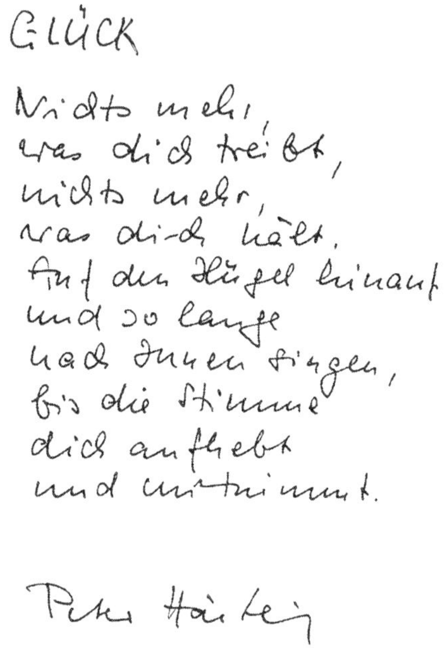

7 Zuversichtlich leben

> **GLÜCK**
>
> Nichts mehr,
> was dich treibt,
> nichts mehr,
> was dich hält.
> Auf den Hügel hinauf
> und so lange
> nach innen singen,
> bis die Stimme
> dich aufhebt
> und mitnimmt.
>
> *Peter Härtling*

Abb. 11: *Glück* von Peter Härtling, in seiner eigenen Handschrift geschrieben. Wiedergabe mit freundlicher Genehmigung von Gerhard C. Krischker. Quelle: Peter Härtling, Gedichte © 1999, Verlag Kiepenheuer & Witsch, Köln.

Literatur

Ahlers, Christoph Joseph. Vom Himmel auf Erden. Was Sexualität für uns bedeutet. 2. Auflage. Goldmann, München 2017

Arendt, Hannah. Elemente und Ursprünge totaler Herrschaft. Antisemitismus, Imperialismus, Totalitarismus. Piper, München 2023

Andrick, Michael. Erfolgsleere. Philosophie für die Arbeitswelt. 4. Auflage. Herder, Freiburg 2022

Asendorpf, Jens B.; Neyer, Franz J. Psychologie der Persönlichkeit. 5. Auflage. Springer, Heidelberg 2012

Assmann, Aleida. Ist die Zeit aus den Fugen? Aufstieg und Fall des Zeitregimes der Moderne. Carl Hanser, München 2013

Barthes, Roland. Fragmente einer Sprache der Liebe. Suhrkamp, Frankfurt am Main 1988

Bartmann, Christoph. Leben im Büro. Die schöne neue Welt der Angestellten. Carl Hanser, München 2012

Basaglia, Franco; Basaglia Ongaro, Franca. Die abweichende Mehrheit. Die Ideologie der totalen sozialen Kontrolle. Suhrkamp, Frankfurt am Main 1972

Bateson, Gregory. Ökologie des Geistes. Anthropologische, psychologische, biologische und epistemologische Perspektiven. Suhrkamp, Frankfurt am Main 1985

Bateson, Gregory. Geist und Natur. Eine notwendige Einheit. Suhrkamp, Frankfurt am Main 1987

Bauer, Joachim. Arbeit. Warum unser Glück von ihr abhängt und wie sie uns krank macht. Karl Blessing, München 2013

Bauer, Joachim. Realitätsverlust. Wie KI und virtuelle Welten von uns Besitz ergreifen – und die Menschlichkeit bedrohen. Heyne, München 2023

Baumann, Zygmunt. Leben als Konsum. Hamburger Edition, Hamburg 2009

Becht-Jördens, Gereon; Wehmeier, Peter M. Picasso und die christliche Ikonographie. Mutterbeziehung und künstlerische Position. Dietrich Reimer, Berlin 2003

Beck, Ulrich. Die Metamorphose der Welt. Suhrkamp, Berlin 2017

Becker, Hans-Jürgen (Hrsg.). Avot de-Rabbi Natan Version B. Synoptische Edition beider Versionen. Mohr Siebeck, Tübingen 2016

Bender, Matthias; Wehmeier, Peter M.; Illig, Maja; Helfrich, Adriane. Stress am Arbeitsplatz. Manual für die Psychoedukation zur Bewältigung von arbeitsplatzbezogenem Stress (PeBaS). Kohlhammer, Stuttgart 2021

Bieri, Peter. Wie wollen wir leben? 6. Auflage. Residenz Verlag, St. Pölten 2012

Blankenburg, Wolfgang. Der Verlust der natürlichen Selbstverständlichkeit. Ein Beitrag zur Psychopathologie symptomarmer Schizophrenien. Parodos, Berlin 2012

Blumenberg, Hans. Schiffbruch mit Zuschauer. Paradigma einer Daseinsmetapher. Suhrkamp, Frankfurt am Main 1997

Bock, Petra. Der entstörte Mensch. Wie wir uns und die Welt verändern. Warum wir nach dem technischen jetzt den menschlichen Fortschritt brauchen. Droemer, München 2020

Boethius. Trost der Philosophie. Herausgegeben und mit einem Nachwort von Kurt Flasch. 4. Auflage. Deutscher Taschenbuch Verlag, München 2010

Boëtius, Henning. Ich ist ein anderer. Das Leben des Arthur Rimbaud. Eichborn, Frankfurt am Main 1995

Braunberger, Gerald. Alles steht auf dem Kopf. Frankfurter Allgemeine Zeitung, Nr. 131, 8. Juni 2022, S. 17

Buber, Martin: Ich und Du. 13. Auflage, Lambert Schneider, Gerlingen 1997

Bucay, Jorge. Selbstbestimmt leben. Wege zum Ich. S. Fischer, Frankfurt am Main 2016

Camus, Albert. Der Mensch in der Revolte. Essays. 28. Auflage. Rowohlt, Reinbek 2011

Camus, Albert. Der Mythos des Sisyphos. 18. Auflage. Rowohlt, Reinbek 2014

Cattell, Raymond B. The description and measurement of personality. World Book, New York 1946

Ciompi, Luc. Die emotionalen Grundlagen des Denkens. Entwurf einer fraktalen Affektlogik. 3. Auflage, Vandenhoeck & Ruprecht, Göttingen 2005

Collins, Larry; Lapierre, Dominique. Um Mitternacht die Freiheit. Goldmann 1984

Comte-Sponville, André. Glück ist das Ziel, Philosophie der Weg. Diogenes, Zürich 2012

Comte-Sponville, André. Sex. Eine kleine Philosophie. Diogenes, Zürich 2015

Comte-Sponville, André. Liebe. Eine kleine Philosophie. Diogenes, Zürich 2017

Deleuze, Gilles; Guattari, Félix. Anti-Ödipus. Kapitalismus und Schizophrenie I. 2. Auflage, Suhrkamp, Frankfurt am Main 1979

Deutsche Gesellschaft für Psychiatrie und Psychotherapie, Psychosomatik und Nervenheilkunde (DGPPN). Klimawandel und psychische Gesundheit. Positionspapier einer Task-Force der DGPPN. DGPPN, Berlin 2022

Diamond, Jared. Kollaps. Warum Gesellschaften überleben oder untergehen. S. Fischer, Frankfurt am Main 2005

Dörner, Klaus; Plog, Ursula. Irren ist menschlich. Lehrbuch der Psychiatrie/Psychotherapie. 8. Auflage, Psychiatrie-Verlag, Bonn 1994

Ehrenberg, Alain. Das erschöpfte Selbst. Depression und Gesellschaft der Gegenwart. Suhrkamp, Frankfurt am Main 2008

Ehrenberg, Alain. Das Unbehagen in der Gesellschaft. Suhrkamp, Berlin 2012

Eisenstein, Charles. Die Renaissance der Menschheit. Über die große Krise unserer Zivilisation und die Geburt eines neuen Zeitalters. Scorpio, Berlin 2012

Eliade, Mircea. Yoga. Unsterblichkeit und Freiheit. Suhrkamp, Frankfurt am Main 1985

Epikur. Philosophie der Freude. Eine Auswahl aus seinen Schriften übersetzt, erläutert und eingeleitet von Johannes Mewaldt. Alfred Kröner, Stuttgart 1973

Fischli, Peter; Weiss, David. Findet mich das Glück? Walther König, Köln 2003

Flasch, Kurt. Meister Eckhart: Philosoph des Christentums. C.H.Beck, München 2011

Flaßpöhler, Svenja. Wir Genussarbeiter. Über Freiheit und Zwang in der Leistungsgesellschaft. Deutsche Verlags Anstalt, München 2011

Flaßpöhler, Svenja. Sensibel. Über moderne Empfindlichkeit und die Grenzen des Zumutbaren. Klett-Cotta, Stuttgart 2021

Foucault, Michel. Wahnsinn und Gesellschaft. Eine Geschichte des Wahns im Zeitalter der Vernunft. Suhrkamp, Frankfurt am Main 1969

Foucault, Michel. Die Sorge um sich. Sexualität und Wahrheit 3. Suhrkamp, Frankfurt am Main 1989

Fourest, Caroline. Generation beleidigt. Von der Sprachpolizei zur Gedankenpolizei. Über den wachsenden Einfluss linker Identitärer. Edition Tiamat, Berlin 2020

Frankopan, Peter. Zwischen Himmel und Erde. Klima – eine Menschheitsgeschichte. Rowohlt, Berlin 2023

Freud, Sigmund. Totem und Tabu. Einige Übereinstimmungen im Seelenleben der Wilden und der Neurotiker. Gesammelte Werke IX. S. Fischer, Frankfurt am Main 1999a

Freud, Sigmund. XXI. Vorlesung. Libidoentwicklung und Sexualorganisation. Gesammelte Werke XI. S. Fischer, Frankfurt am Main 1999b

Friedrich, Hugo. Montaigne. A. Francke, Bern 1949

Fromm, Erich. Haben oder Sein. Die seelischen Grundlagen einer neuen Gesellschaft. Deutscher Taschenbuch Verlag, München 1979

Geißler, Heike. Die Woche. Suhrkamp, Berlin 2022

von Goethe, Johann Wolfgang. Hamburger Ausgabe in 14 Bänden. Band 3. Faust, Zweiter Teil. C.H.Beck, München 1986

Goleman, Daniel. Konzentriert euch! Eine Anleitung zum modernen Leben. Piper, München 2015

Gracián, Baltasar. Handorakel und Kunst der Weltklugheit. Deutsch von Arthur Schopenhauer. Alfred Kröner, Stuttgart 1961

Grau, Alexander. Hypermoral. Die neue Lust an der Empörung. Claudius, München 2017

Grimm, Brüder. Kinder und Hausmärchen gesammelt durch die Brüder Grimm. Erster Band. 16. Auflage. Insel, Frankfurt am Main 2015

Grünbein, Durs. Es gibt keine Elfenbeintürme. Interview mit Tobias Rüther. Frankfurter Allgemeine Sonntagszeitung, Nr. 22, 10. Juli 2022, S. 35

Hadot, Pierre. Philosophie als Lebensform. Antike und moderne Exerzitien der Weisheit. S. Fischer, Frankfurt am Main 2011a

Hadot, Pierre. The present alone is our happiness. Conversations with Jeannie Carlier and Arnold I. Davidson. 2nd Edition. Stanford University Press, Stanford 2011b

Han, Byung-Chul. Müdigkeitsgesellschaft. 8. Auflage. Matthes & Seitz, Berlin 2013a

Han, Byung-Chul. Duft der Zeit. Ein philosophischer Essay zur Kunst des Verweilens. 7. Auflage. Transcript, Bielefeld 2013b

Han, Byung-Chul. Die Austreibung des Anderen. Gesellschaft, Wahrnehmung und Kommunikation heute. S. Fischer, Frankfurt am Main 2016

Härtling, Peter. Gedichte. Kiepenheuer & Witsch, Köln 1999

Hein, Christoph. Demographie als Dividende oder Dystopie? Frankfurter Allgemeine Zeitung, Nr. 95, 24. April 2023, S. 17

Heinz, Andreas; Meyer-Lindenberg, Andreas; DGPPN-Task-Force »Klima und Psyche«. Nervenarzt, Band 94, Heft 3, März 2023, S. 225–233

Henrich, Dieter. Bewußtes Leben. Untersuchung zum Verhältnis von Subjektivität und Metaphysik. Reclam, Stuttgart 1999

Hölderlin, Friedrich. Der Gang aufs Land. An Landauer. Sämtliche Werke. Insel-Verlag, Frankfurt am Main 1961

Homer. Odyssee. Übertragung von Johann Heinrich Voß. Mit einem Nachwort von Wolf Hartmut Friedrich und Literaturhinweisen von Frieder Schönnagel. 3. Auflage. Deutscher Taschenbuch Verlag, München 1984

Horaz. Oden. Ausgewählt, neu übertragen und kommentiert von Winfried Tilman. Insel, Frankfurt am Main und Leipzig 1992

von Horváth, Ödön. Geschichten aus dem Wiener Wald. Suhrkamp, Frankfurt am Main 1994 von Humboldt, Alexander. Auf dem Weg zum ökologischen Denken. Drei Texte. Herausgegeben von Ottmar Ette. Reclam, Stuttgart 2023

Illouz, Eva. Warum Liebe endet. Eine Soziologie negativer Beziehungen. Suhrkamp, Frankfurt am Main 2018

Illouz, Eva. Der Individualismus ist überall. Interview mit Elena Witzek. Frankfurter Allgemeine Zeitung, Nr. 274, 24. November 2022, S. 9

Issing, Otmar. Ich bin von der EZB enttäuscht. Interview mit Dennis Kremer. Frankfurter Allgemeine Sonntagszeitung, Nr. 1, 8. Januar 2023, S. 27

Jäger, Willigis. Die Welle ist das Meer. Mystische Spiritualität. 26. Auflage. Piper, Freiburg 2020

Jaspers, Karl. Allgemeine Psychopathologie. Springer, Berlin und Heidelberg 1946

Jaspers, Karl. Philosophie III. Metaphysik. 4. Auflage. Springer, Heidelberg 1973

Kahneman, Daniel. Schnelles Denken, langsames Denken. Siedler, München 2012

Kane, Sarah. 4.48 Psychose. In: Sämtliche Stücke. Herausgegeben von Corinna Brocher und Nils Tabert. Rowohlt, Reinbek 2002

Kipp, Johannes; Unger, Hans-Peter; Wehmeier, Peter M. Beziehung und Psychose. Leitfaden für den verstehenden Umgang mit schizophrenen, depressiven und manischen Patienten. 3. Auflage, Psychosozial-Verlag, Gießen 2012

Koike, Ryunosuke. Die Kunst des Nichtdenkens. Durch Gelassenheit mehr Glück im Alltag. Piper, München 2015

Kraus, Karl. In zweifelhaften Fällen entscheide man sich für das Richtige. Insel, Frankfurt am Main 1996

Kuttner, Sarah. Mängelexemplar. S. Fischer, Frankfurt am Main 2009

Latour, Bruno. Das terrestrische Manifest. Suhrkamp, Berlin 2018

Lukrez. De rerum natura. Welt aus Atomen. Übersetzt und mit einem Nachwort herausgegeben von Karl Büchner. Philipp Reclam, Stuttgart 1973

Marc Aurel. Selbstbetrachtungen. Übersetzt und herausgegeben von Gernot Krapinger. Philipp Reclam, Stuttgart 2019

Marcuse, Ludwig. Philosophie des Glücks. Von Hiob bis Freud. Diogenes, Zürich 1972

von Matt, Peter. Die Intrige. Theorie und Praxis der Hinterlist. Carl Hanser, München 2006

Meister Eckhart. Das Buch der göttlichen Tröstung. Übersetzt und mit einem Nachwort von Kurt Flasch. C.H.Beck, München 2007

Meyer-Lindenberg, Andreas. Klimaangst ist Realität. Wie die Psychiatrie die Ökologie entdeckt. Interview mit Joachim Müller-Jung. Frankfurter Allgemeine Zeitung, Nr. 57, 8. März 2023, S. N2

de Montaigne, Michel. Essais. Auswahl und Übersetzung von Herbert Lüthy. Manesse, Zürich 1953

Müller-Pozzi, Heinz. Eine Triebtheorie für unsere Zeit. Sexualität und Konflikt in der Psychoanalyse. Hans Huber, Bern 2008

Nida-Rümelin, Julian. Cancel Culture. Ende der Aufklärung? Piper, München 2023

Nietzsche, Friedrich. Zur Genealogie der Moral. Werke in drei Bänden, Band II. Herausgegeben von Karl Schlechta. 2. Auflage. Carl Hanser, München 1960a

Nietzsche, Friedrich. Jenseits von Gut und Böse. Werke in drei Bänden, Band II. Herausgegeben von Karl Schlechta. 2. Auflage. Carl Hanser, München 1960b

Nietzsche, Friedrich. Der Antichrist. Werke in drei Bänden, Band II. Herausgegeben von Karl Schlechta. 2. Auflage. Carl Hanser, München 1960c

Peck, M. Scott. Der wunderbare Weg. Eine neue spirituelle Psychologie. 14. Auflage, Goldmann, München 2004

Pépin, Charles. Die Schönheit des Scheiterns. Kleine Philosophie der Niederlage. Carl Hanser, München 2016

Pfaller, Robert. Wofür es sich zu leben lohnt. Elemente materialistischer Philosophie. 5. Auflage. S. Fischer, Frankfurt am Main 2011

Plath, Sylvia. Die Glasglocke. Suhrkamp, Frankfurt am Main 1997

Popp, Lars. Haus der Halluzinationen oder Unwelts Heimkehr. Hablizel, Lohmar 2014

Precht, Richard David. Wer bin ich – und wenn ja, wie viele? Goldmann, München 2007

Reckwitz, Andreas: Die Gesellschaft der Singularitäten. Zum Strukturwandel der Moderne. Suhrkamp, Berlin 2017

Reinhard, Rebekka. Wir sind viel zu angepasst. Interview mit Johanna Dürrholz. Frankfurter Allgemeine Zeitung, Nr. 3, 4. Januar 2023, S. 7

Reitz, Tilman. Primat des Politischen? Grenzen und Überschüsse moralischer Argumentation in der Coronakrise. In: Günther, Klaus; Volkmann, Uwe (Hrsg.). Freiheit oder Leben? Das Abwägungsproblem der Zukunft. Suhrkamp, Berlin 2022

Riemann, Fritz. Grundformen der Angst. 24. Auflage, Ernst Reinhardt, München 2022

Rosa, Hartmut. Beschleunigung und Entfremdung. Entwurf einer kritischen Theorie spätmoderner Zeitlichkeit. Suhrkamp, Berlin 2013

Safranski, Rüdiger. Wie viel Globalisierung verträgt der Mensch? Carl Hanser, München 2003

Safranski, Rüdiger. Zeit. Was sie mit uns macht und was wir aus ihr machen. Carl Hanser, München 2015

Salter, James. Lichtjahre. Rowohlt, Reinbek 2000a

Salter, James. Ein Spiel und ein Zeitvertreib. Rowohlt, Reinbek 2000b

Scharfetter, Christian. Allgemeine Psychopathologie. Eine Einführung. 3. Auflage, Thieme, Stuttgart 1991

von Schirach, Ariadne. Die psychotische Gesellschaft. Wie wir Angst und Ohnmacht überwinden. Tropen, Stuttgart 2021

Schmid, Wilhelm. Auf der Suche nach einer neuen Lebenskunst. Die Frage nach dem Grund und die Neubegründung der Ethik bei Michel Foucault. Suhrkamp, Frankfurt am Main 1991

Schmid, Wilhelm. Mit sich selbst befreundet sein. Von der Lebenskunst im Umgang mit sich selbst. Suhrkamp, Frankfurt am Main 2007

Schmid, Wilhelm. Dem Leben Sinn geben. Von der Lebenskunst im Umgang mit Anderen und der Welt. Suhrkamp, Berlin 2013

Schmid, Wilhelm. Gelassenheit. Was wir gewinnen, wenn wir älter werden. Insel, Berlin 2014

Schmidt, Ina. Über die Vergänglichkeit. Eine Philosophie des Abschieds. Edition Körber, Hamburg 2019

Schmitz, Hermann. Leib und Gefühl. Materialien zu einer philosophischen Therapeutik. Herausgegeben von Hermann Gausebeck und Gerhard Risch. 2. Auflage. Junfermann, Paderborn 1992

Schopenhauer, Arthur. Aphorismen zur Lebensweisheit. Herausgegeben von Arthur Hübscher. Reclam, Stuttgart 1991

Schularick, Moritz. Deutschland muss über seinen außenwirtschaftlichen Giftschrank nachdenken. Interview mit Heike Göbel und Johannes Pennekamp. Frankfurter Allgemeine Zeitung, Nr. 33, 3. März 2023, S. 17

Schulz von Thun, Friedemann. Miteinander reden 1. Störungen und Klärungen. Allgemeine Psychologie der Kommunikation. 36. Auflage. Rowohlt, Reinbek 2002

Sennett, Richard. Zusammenarbeit. Was unsere Gesellschaft zusammenhält. Deutscher Taschenbuch Verlag, München 2012

Serres, Michel. Erfindet euch neu! Eine Liebeserklärung an die vernetzte Generation. Suhrkamp, Berlin 2013

Skidelsky, Robert; Skidelsky, Edward. Wie viel ist genug? Vom Wachstumswahn zu einer Ökonomie des guten Lebens. Antje Kunstmann, München 2013

Sloterdijk, Peter. Kritik der zynischen Vernunft, Band II. Suhrkamp, Frankfurt am Main 1983

Sloterdijk, Peter. Im selben Boot. Versuch über die Hyperpolitik. Suhrkamp, Frankfurt am Main 1993

Sloterdijk, Peter. Im Weltinnenraum des Kapitals. Für eine philosophische Theorie der Globalisierung. Suhrkamp, Frankfurt am Main 2005

Sloterdijk, Peter. Du mußt dein Leben ändern. Über Anthropotechnik. Suhrkamp, Frankfurt am Main 2009

Sloterdijk, Peter. Wir sind alle entlaufene Sklaven. Interview mit Peter Laudenbach. Brand Eins, 23. Jahrgang, Heft 8, August 2021, S. 50

Sloterdijk, Peter. Wer noch kein Grau gedacht hat. Eine Farbenlehre. Suhrkamp, Berlin 2022a

Sloterdijk, Peter. Der Himmel kann es doch. Interview mit Peter Neumann. Die Zeit, Nr. 18, 28. April 2022b, S. 57

Sloterdijk, Peter; Heinrichs, Hans-Jürgen. Die Sonne und der Tod. Dialogische Untersuchungen. Suhrkamp, Frankfurt am Main 2001

Stark, Jürgen. Das Ende des großen geldpolitischen Experiments. Frankfurter Allgemeine Zeitung, Nr. 65, 17. März 2023, S. 18

Steingart, Gabor. Das Ende der Normalität. Nachruf auf unser Leben, wie es bisher war. Piper, München 2011

Strässle, Thomas. Gelassenheit. Über eine andere Haltung zur Welt. Carl Hanser, München 2013

Tolle, Eckhart. Jetzt! Die Kraft der Gegenwart. J. Kamphausen, Bielefeld 2000

Unger, Hans-Peter; Kleinschmidt, Carola. Das hält keiner bis zur Rente durch. Damit Arbeit nicht krank macht: Erkenntnisse aus der Stress-Medizin. Kösel, München 2014

Ury, William. Die Kunst, Nein zu sagen. Die unschlagbare Methode für schwierige Verhandlungen. Penguin, München 2023

Virilio, Paul. Rasender Stillstand. Hanser, München 1992

Walinski, Annika; Sander, Julia; Gerlinger, Gabriel; et al. Auswirkungen des Klimawandels auf die psychische Gesundheit. Deutsches Ärzteblatt, Jahrgang 120, Heft 8, 24. Februar 2023, S. 117–124

Wehmeier, Peter M. Erfolg ist, wenn es mir gut geht! Burnout vermeiden durch Selbstmanagement. 2. Auflage. Vandenhoeck & Ruprecht, Göttingen 2016

Wehmeier, Peter M.; Fox, Theresa; Doerr, Johanna M.; et al. Development and Validation of a Brief Measure of Self-Management Competence: The Self-Management Self-Test (SMST). Therapeutic Innovation & Regulatory Science 2020, 54(3): 534–543

Yalom, Irvin D. In die Sonne schauen. Wie man die Angst vor dem Tod überwindet. btb, München 2010

Zimmer, Heinrich. Der Weg zum Selbst. Lehre und Leben des Sri Ramana Maharshi. 8. Auflage. Diederichs, München 1997

Sachwortverzeichnis

A

Abgrenzung   15, 56, 61, 129
Ablenkbarkeit   91
Abschied   118
Abstiegsängste   37
Abstriche   110
Abstumpfung, seelische   15
Abwarten   135
Akzeptanz   129
Allmachtsphantasien   16, 105
Ambiguitätstoleranz   134
Ambivalenz   99
Anaphylaxie   15
Anerkennung, fehlende   39
Anfangen   106
Anforderungen   31, 37
Angst   16, 40, 42, 59, 108, 114, 130, 134
- existenzielle   27
- Grundformen   65
- paranoide   73
Angststörung   34
Anspannung   16, 49
Arbeit, geregelte   39
Arbeitswelt, internationale   26
Auflehnung   49
Aufmerksamkeit   135

- bewertungsfreie   125
Autonomie   51

B

Bauchgefühl   98
Bedürfnisse   85, 90
Befindlichkeit   42
Befürchtungen, wahnhafte   73
Begegnung   77
Begrenzung   78, 90
Belastung   37, 42
Belastungsfähigkeit, psychische   38
Belastungsfaktoren, psychische   34
Bescheidenheit   109
Beschleunigung   13, 14, 31, 33
Besonnenheit   105
Betrug   51
Beunruhigung   130
Bevölkerungswachstum   123
Bewegung   58, 62
Bewertung   90
Bewusstsein   129
Beziehungen, zwischenmenschliche   71, 75, 81
Big Five   38
Bindung   83
Biographie   64

C

Chancen 35, 36, 96
Chaos, deterministisches 129

D

Dankbarkeit 118, 120
Dasein 129, 141
Deglobalisierung 14
Dekompensation 39
- hysterische 15
Denken 17, 55, 129
- mit Gefühl 129
- psychosenahes 18, 20
- unkonventionelles 125
- zerfahrenes 16
Depression 34, 42, 44, 100
Desengagement 135
Desensibilisierung 15
Dialogisches Prinzip 77
Diffusion 110
Digitalisierung 31
Diskurse, politische 44
Diskussionen, ideologische 44
Dissonanz, kognitive 87
Distanz, selbstironische 135
Druck 47, 49
Durchlässigkeit 18, 77

E

Effizienz 26
Egoismus 16
Ehrgeiz 27, 30, 32
Eifersucht 80
Eigenständigkeit 51
Eindeutigkeit 100, 110
Einheitserleben 66
Einsamkeit, Angst vor 65
Emotionen 98, 130
Empfinden 17, 129
- psychosenahes 18
- psychotisches 20
Empfindlichkeit 43
Empörung 44
Endlichkeit 118, 119
Endlichkeit, Angst 65
Energie 48
Engagement 39
Engung 49
Entfremdung 26, 31, 33
Entgrenzung 77
Entlastung 45, 48
Entscheidungen 98, 99
Entschlossenheit 48
Entspannung 49, 133
Entstörung 100
Enttäuschung 37, 80
Erfolg 27, 92
Erfüllung 110
Erleben
- psychosenahes 16
- psychotisches 14, 20
Erregungszufuhr 33
Erschöpfung 32, 43
Erschöpfungsdepression 42
Erstarren 43
Erwärmung, globale 123
Erwartungen 31
Existenz 141
Extraversion 38

F

Fairness 125
Fehlentscheidung 99

Fehler 96
Festhalten an Normen 134
Festlegung, Angst vor 65
Flexibilität 37
Flucht 43, 53
Fokussieren 92
Fragen
– drängende 115
– existenzielle 64
Freiheit 106, 125, 130, 131, 135
Freude 128, 139
Frustration 37, 39
Fünf-Faktoren-Modell 38
Futur-II-Perspektive 113

G

Garten 139
Gedanken 119, 120
Gegenwart 107, 131
Gelassenheit 106, 116, 120, 131, 133
Gemeinschaft 110
Generation, vernetzte 124, 125
Genuss 112
Gerechtigkeit 126
Gesellschaft 25, 27, 31
Gestimmtheit 42
Gesundheit 34, 47
Gesundheitsschädigung 130
Gewalt 66
Gewaltfreiheit 126
Gewinnmaximierung 26
Gewissenhaftigkeit 38
Globalisierung 14, 37
Glück 138
Gratifikationskrise 39
Grau 136
Grenzen 30, 54, 78, 131
– Auflösung 18

Größenwahn 21, 105
Großzügigkeit 112, 125

H

Haben 88
Halluzinationen 16
Handeln 103
– gemeinschaftliches 110
– ökologisches 124
Handlungsabfuhr 33
Hass 80
Heiterkeit 120
Hier und Jetzt 95, 103, 107, 131, 135
Hilflosigkeit 73
Hindernis 59
Hingabe, Angst vor 65
Hoffnungen, übertriebene 88
Hoffnungslosigkeit 44
Humor 109, 120

I

Ich-Grenzen 14
Ich-Störung 66
Ich-Verlust, Angst vor 65
Ichbezogenheit 80
Identität 14, 15, 67
– uneindeutige 66
Identitätskrise, kollektive 27
Illusion 15
Illusionsbedarf 105
Individualismus 126
Individualität 15, 130
Individuation, Angst vor 65
Inkonsequenz 129
Innovationsdruck 31
Instabilität, emotionale 38

Intelligenz, künstliche 62
Intimität 82
Intoleranz 26
Intrige 51
Introspektion 55, 67

K

Kampf 43
Kapitalisierung 14, 31
Katastrophenszenarien 34
Katastrophisierung 39
Kind, inneres 109
Kindheit 64
Klarheit 110
Klimawandel 34
Kommunikation 74
Komplexität 124
Kompromissbereitschaft 105
Kompromisse 77, 100, 110
Kompromisslosigkeit 26
Konflikte 34
Konfrontation 67
- schonungslose 40
Konfusion 21, 88, 91
Konkurrenz, destruktive 30
Können 30
Konsequenzen 98, 100
Konsumkultur 31
Kontrolle 66, 73
- abgeben 81, 134
Konzentration 135
Kränkung 43, 45
Kreativität 125
Krisen
- ökonomische 34
- psychische 36
- überwinden 40
- zwischenmenschliche 71

L

Leben 113, 125, 126, 128, 130, 138-140
Lebensbewältigung 37
Lebenseinstellung, gelassene 134
Lebenskunst 136
Lebensphilosophie 54
Lebensräume 123
Lebenszeit 112, 113
Leichtigkeit 109
Leidenschaft 104
Libido 81
Liebe 80, 82, 99
List 50, 51
Lockerheit 134
Loslassen 135
Lüge 27
Lust 112

M

Mäßigung 90, 133, 140
Mehrheit, abweichende 22
Metanoia 35
Migration 34
Miteinander 79, 126
Mitgefühl 81
Möglichkeiten 86
Muße 135
Müssen 30, 135
Mut 48, 99, 116

N

Nachdenken 55
Nächste 71
Nächstenliebe 82

Nähe 82
Nähe, Angst vor 65
Nähe-Distanz-Regulation 21, 79
Neid 80
Nein sagen 61, 78
Neugier 99, 128, 137
Neurotizismus 38
Nichtanhaftung 134
Nichthandeln 101, 135
Niedergeschlagenheit 42, 44
Normalität, neue 13
Normen 134
Not 40
Notwendigkeit, Angst vor 65

O

Obhut seiner selbst 124
Offenheit 38, 80, 109, 128, 137
Ohnmacht 27
Ökonomie 14, 26, 31
Ökosystem, kommunikatives 76
Opfer 40
Optimierungsstress 91
Optionen 90
Orientierungslosigkeit 88

P

Passivitätskompetenz 135
Performance, individuelle 37
Persönlichkeit, reife 134
Persönlichkeitseigenschaften 37, 38
Perspektive 56
Phantasie 125
Philosophie 119, 126
- praktische 55
Polarisierung, zunehmende 26

Protest 49
Psychoimmunologie 91
Psychose 16, 17

R

Realität 61
- verzerrte 17
Realitätsbezug 55
Realitätsprinzip 98
Realitätsverlust, kollektiver 26
Rechtfertigung 135
Regeln 125
Reizbarkeit, erhöhte 43
Reize, mediale 32
Ressentiments 126
Ressourcen 116
Ressourcenverbrauch 90, 123
Reue 114
Risikofaktoren, psychische 34
Rückschläge 38
Rückzug 109, 139
Ruhe, innere 131

S

Scham 43, 45
Schattenseiten, eigene 109
Scheitern 72, 96
Schicksal, absurdes 39
Schuldgefühle 44, 114
Schwächen 129
Sein 88
Selbstbehauptung 49, 129
Selbstbetrachtung 67
Selbstbewusstsein 109
- fehlendes 60, 66
Selbstbezogenheit 16

Selbstentfremdung   14
Selbsterkenntnis   64
Selbstironie   135
Selbstmanagement-Selbsttest
   (SMST)   10, 159
Selbstoptimierung   32
Selbstreflexion   55, 67
Selbstregulation   130
Selbstsicherheit   67
Selbstsorge   55, 124, 126, 139
– mangelnde   53, 108
Selbsttransformation   35, 57, 59
Selbstüberschätzung   105
Selbstverantwortung   107
Selbstverlust   14
Selbstverständlichkeit, natürliche
   16
Selbstwahrnehmung   54, 55
Selbstwerdung, Angst vor   65
Selbstwertgefühl   21, 44
Selbszweifel   39
Sensibilität   44
Sexualität   80, 81
Sicherheit   126
Sinn   94, 95, 100, 112
Sinnlosigkeit   26
Skandalisierung   44
Solidarität   74, 125
Sollen   135
Sorge, realistische   41
Spannungen   133
Sterben   118
Stimmung   17, 42, 44, 45, 55
Stress   42, 47
Suizid   24
Systeme, offene   129

T

Tanz   62
Taoismus   101
Tat   104
Tod   118
Toleranz   129
Transformation   35, 45, 48
Trauer   118, 119
Traumafolgestörung   34
Trost   119

U

Überempfindlichkeit   43
Überforderung   90
Überlastung   32, 42, 47
Überlebenskampf   31
Überlebensmechanismen   43
Übermotivation   88, 91
Umdenken   35
Umweltzerstörung   123
Unabhängigkeit   83
Uneindeutigkeit   110
Unentschlossenheit   99
Unerschrockenheit   99
Ungeduld   60, 114
Unschlüssigkeit   91
Unsicherheit   124–126
Unvernunft   112

V

Veränderung   48, 58, 118
Veränderung, Angst vor   65
Verantwortung   53, 99, 107, 110
Verärgerung   80
Verausgabung   43

Vergänglichkeit 113, 114, 118
Vergänglichkeit, Angst vor 65
Verhalten, gesundheitsschädigendes 130
Verkennung 15, 60
Verkennungsaufwand 105
Verlorenheit, existenzielle 24
Verluste 104, 119
Vernetzung 35, 71, 76
Vernunft 140
Verrückung 16
Verteilungsungerechtigkeit 86
Verträglichkeit 38
Vertrauen 74, 128
Verunsicherung 130
Vielfalt 86, 90, 91

W

Wahn 16, 20, 31, 54
Wahnstimmung 40
Wahrheit, festhalten an 126
Wahrheit, Pluralität der 61
Wahrnehmung 61, 135
Wandel 12, 45
Weg
- möglicher 41
- richtiger 95
Wege, neue 104
Weitsicht 94
Weitung 51
Welt
- chaotische 12
- globalisierte 31, 35, 37, 42, 48
Weltbevölkerung, Zunahme 12
Weltbezug 35, 61

Widersprüchlichkeit 128
Widerstandskraft 15
Wille 136
Wirklichkeitserfassung, affektdeterminierte 21
Wissenwollen 55
Wohlbefinden 133
Wollen 30
Wünsche 85
Wut 80

Y

Yoga 134

Z

Zeit 13, 57, 106, 113, 115, 116
Zeitgefühl 60
Zeitlichkeit 113
Ziele 58, 92, 94, 96, 106, 112
Zögern 114
Zufriedenheit 94
Zukunft 58, 61, 94, 96, 120, 125, 128
Zukunftsperspektive 35, 41, 53
Zulassen 120
Zuneigung 80, 82
Zurückhaltung 140
Zusammenarbeit 78, 125
Zusammenbruch 49, 123
Zutrauen 74
Zuversicht 45, 124
Zuviel 85
Zweifel 40, 112
Zwischentöne 136

Anhang

Selbstmanagement-Selbsttest (SMST)

Name: _____   Geburtsdatum: _____

heutiges Datum: _____

Dieser Selbsttest wurde zur Einschätzung der eigenen Selbstmanagementkompetenz entwickelt. Er umfasst fünf Fragen, die sich jeweils auf einen der unten beschriebenen fünf Bereiche des Selbstmanagements beziehen. Jede Frage wird auf einer Skala von 0 bis 4 Punkten beantwortet und die Punktzahl am Ende zusammengezählt.

Fragen

1. Wie gelingt es mir zur Zeit, auf meine innere Befindlichkeit zu achten und die äußere Wirklichkeit wahrzunehmen?

☐ Sehr gut (4 Punkte)
☐ Ziemlich gut (3 Punkte)
☐ Mittelmäßig (2 Punkte)
☐ Ziemlich schlecht (1 Punkt)
☐ Sehr schlecht (0 Punkte)

2. Wie komme ich zur Zeit mit meinen zwischenmenschlichen Beziehungen und sozialen Kontakten zurecht?

☐ Sehr gut (4 Punkte)
☐ Ziemlich gut (3 Punkte)
☐ Mittelmäßig (2 Punkte)

☐ Ziemlich schlecht (1 Punkt)
☐ Sehr schlecht (0 Punkte)

3. Wie gelingt es mir zur Zeit, Prioritäten zu setzen und meine Zukunft zu planen?

☐ Sehr gut (4 Punkte)
☐ Ziemlich gut (3 Punkte)
☐ Mittelmäßig (2 Punkte)
☐ Ziemlich schlecht (1 Punkt)
☐ Sehr schlecht (0 Punkte)

4. Wie gelingt es mir zur Zeit, zwischen mehreren Möglichkeiten zu wählen und Entscheidungen zu treffen?

☐ Sehr gut (4 Punkte)
☐ Ziemlich gut (3 Punkte)
☐ Mittelmäßig (2 Punkte)
☐ Ziemlich schlecht (1 Punkt)
☐ Sehr schlecht (0 Punkte)

5. Wie gelingt es mir zur Zeit, das Machbare umzusetzen und effektiv zu handeln?

☐ Sehr gut (4 Punkte)
☐ Ziemlich gut (3 Punkte)
☐ Mittelmäßig (2 Punkte)
☐ Ziemlich schlecht (1 Punkt)
☐ Sehr schlecht (0 Punkte)

Ergebnis   Insgesamt _____ Punkte

17–20 Punkte	Insgesamt geht es Ihnen sehr gut. Sie betreiben hervorragendes Selbstmanagement.
13–16 Punkte	Insgesamt geht es Ihnen ziemlich gut. Sie betreiben ordentliches Selbstmanagement.
9–12 Punkte	Insgesamt geht es Ihnen mittelmäßig. Sie können mehr für Ihr Selbstmanagement tun.
5–8 Punkte	Insgesamt geht es Ihnen ziemlich schlecht. Sie können deutlich mehr für Ihr Selbstmanagement tun.
0–4 Punkte	Insgesamt geht es Ihnen sehr schlecht. Sie können sehr viel mehr für Ihr Selbstmanagement tun.

Literatur

Wehmeier, Peter M. Erfolg ist, wenn es mir gut geht! Burnout vermeiden durch Selbstmanagement. 2., ergänzte Auflage, Vandenhoeck & Ruprecht, Göttingen 2016

Wehmeier, Peter M.; Fox, Theresa; Doerr, Johanna M.; Schnierer, Nadja; Bender, Matthias; Nater, Urs M. Development and validation of a brief measure of self-management competence. The Self-Management Self-Test (SMST). Therapeutic Innovation & Regulatory Science, 2020, 54(3): 534-543

SMST © 2014 Peter M. Wehmeier / infosmst@web.de